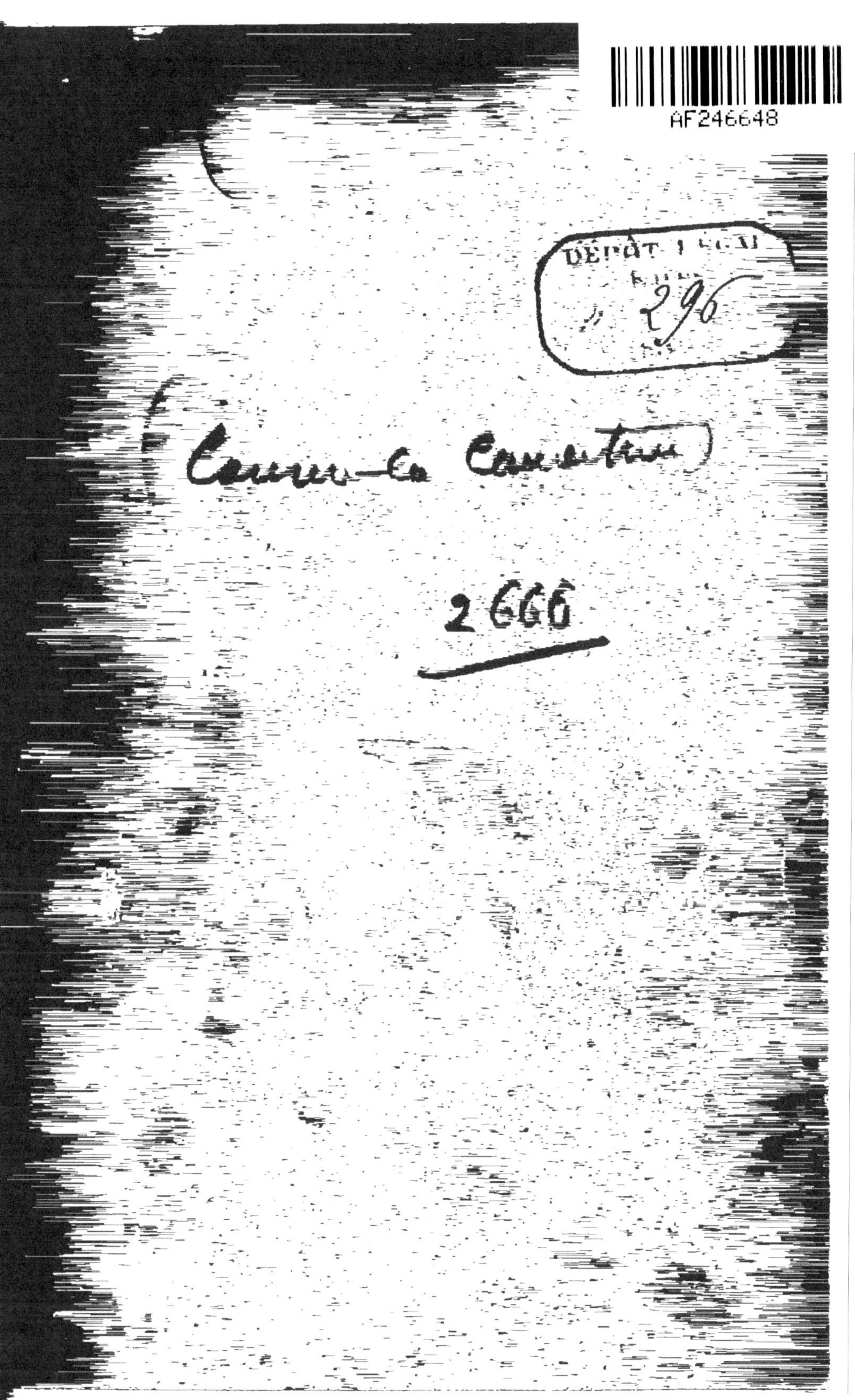
AF246648
DÉPÔT LÉGAL
296
2666

HYGIÈNE GÉNÉRALE

DE LA FEMME

BIBLIOTHÈQUE DE L'HYGIÈNE MATERNELLE

Pour toute mère, les trois livres de chevet sont :

1° Hygiène générale de la Femme (Alimentation, vêtement, soins corporels), d'après l'enseignement et la pratique du Docteur AUVARD, par la Doctoresse M. SCHULTZ (livre actuel).

Destiné à la mère et aussi à la jeune fille (alors que les deux livres suivants ne peuvent être laissés entre les mains de cette dernière), ce livre contient l'exposé des moyens que la nature, la science et l'observation offrent pour apprendre à maintenir la santé en bon état. Dans la première partie sont exposés tous les détails relatifs à l'alimentation, en insistant particulièrement sur le côté pratique de la question et en montrant le mode de nourriture que doit adopter chaque femme, suivant son tempérament, ses occupations et les autres circonstances de sa vie. La deuxième partie est consacrée à l'exposé du vêtement, question de la plus haute importance au point de vue de la santé de la femme et dont l'ignorance ou la non-observation amène fréquemment des maladies. La troisième partie présente l'exposé de tout ce qui concerne les soins corporels, notamment de ceux de la peau, de la chevelure et des organes des sens, ainsi que ce qui concerne l'hydrothérapie et l'exercice.

2° Hygiène génitale de la Femme (Menstruation, fécondation, stérilité, grossesse, accouchement, suites de couches, principales maladies), d'après l'enseignement et la pratique du Docteur AUVARD, par la Doctoresse M. SCHULTZ.

Une des causes les plus fréquentes de malaises pour la femme réside dans le mauvais état de son système génital. Or, la plupart des maladies de ce système proviennent des soins malentendus et de la mauvaise hygiène, dont on entoure ces organes; on peut dire que la plupart des détraquées de la matrice le sont à la suite de grossesses, d'accouchements ou de suites des couches mal soignés. Éveiller l'attention sur cette question capitale de la santé et montrer comment on peut éviter les écueils auxquels exposent la vie conjugale et la maternité, tel est le but de *l'hygiène génitale de la femme.*

3° Le Nouveau-Né (Physiologie, hygiène, allaitement, maladies les plus fréquentes et leur traitement), par le Docteur AUVARD.

Ce volume enseigne à la jeune femme comment remplir son rôle important de mère. Après avoir tracé le développement normal d'un nouveau-né, l'auteur expose les détails concernant l'élevage et l'hygiène à cet âge ; il indique à la jeune mère comment, par la connaissance des soins quotidiens, et par la direction rationnelle de l'allaitement, elle peut assurer le bon état de son enfant. Enfin, par le tracé de principaux symptômes et le traitement de certains troubles de la santé, il éveille la sollicitude de la mère, en la mettant à même de prévoir les maladies en quelque sorte à leur aurore, et par là, souvent, de les empêcher ou de les atténuer.

Ces trois livres, se complétant l'un l'autre, constituent en quelque sorte la **trilogie hygiénique** *de la femme.*

HYGIÈNE GÉNÉRALE

DE LA FEMME

ALIMENTATION — VÊTEMENTS
SOINS CORPORELS

D'APRÈS L'ENSEIGNEMENT ET LA PRATIQUE

DU

Docteur AUVARD

PAR

La Doctoresse M. SCHULTZ

AVEC UNE PRÉFACE

DU

Professeur POUCHET

PARIS

OCTAVE DOIN, ÉDITEUR
8, PLACE DE L'ODÉON, 8

1903

PRÉFACE

Voici un excellent petit livre qu'il serait fort désirable de voir entre les mains de toutes les mères ainsi que des personnes appelées à diriger l'éducation des enfants : c'est à peu près dire entre les mains de tout le monde.

Mademoiselle Schultz a senti qu'après ses conseils relatifs à l'hygiène intime de la femme, il manquait à ses lectrices des règles de conduite pour l'habitude ordinaire de la vie ; et elle fut amenée de la sorte à écrire ce traité qu'elle me demande aujourd'hui de présenter aux lecteurs. Je le fais avec grand plaisir, connaissant le mérite de son auteur, et convaincu que ce livre rendra les mêmes bons services que celui paru l'an dernier et traitant de l'hygiène génitale de la femme.

Nombreuses sont les circonstances dans lesquelles, faute d'un conseil éclairé, on commet des infractions aux règles de l'hygiène, sans songer, la plupart du temps, que la répétition

de ces manquements, en apparence si insigni-
fiants, finit par entraîner des conséquences
telles que l'état de santé normal peut se trouver très sérieusement compromis.

Les progrès de la civilisation sont loin d'être
tous en accord parfait avec l'hygiène. Le luxe
introduit dans le vêtement, l'habitation, l'alimentation surtout, est parfois diamétralement
opposé au bien-être qu'il semble procurer. La
simplicité, en toutes choses, est une conclusion
qui découle avec la plus entière évidence de
l'étude de l'hygiène appliquée à la conduite de
la vie et à la production du maximum possible
de santé et de bonheur.

C'est donc faire œuvre utile que de présenter
en quelques pages, de façon fort claire et compréhensible pour tous, la manière dont on doit
gouverner son alimentation, le régime qu'il
faut s'imposer, la façon de se vêtir, comment
utiliser, au mieux des intérêts de la santé,
l'air, l'eau, la lumière, ces trois facteurs principaux d'une bonne hygiène.

On a pu dire, avec quelque apparence de
raison : l'homme ne meurt pas, il se tue. Et en
effet, le grand nombre et la répétition de toutes
ces petites fautes journalières contre les lois de
l'hygiène ne sont pas sans exercer, à la longue,
une influence qui se traduit par l'amoindrisse-
ment, tout au moins, du bon état général. C'est

en apprenant à réduire ces fautes le plus possible — et cela, sans rendre la vie insuppor-
table, suivant la boutade du célèbre opéra-
bouffe de Ferrier et Carré —, que l'hygiène se
montre vraiment comme la déesse tutélaire qui
lui a donné son nom. *Il est bien plus facile de
prévenir que de guérir,* c'est là une vérité dont la
preuve devient de jour en jour plus évidente ;
cela explique et justifie le rôle graduellement
prédominant de l'hygiène.

Je suis certain que presque tous ses lecteurs,
après avoir médité ce livre de la doctoresse
Schultz, trouveront des modifications à apporter dans leur genre de vie et ne tarderont pas
à lui être reconnaissants de ses bons et utiles
conseils.

G. POUCHET.

Mai 1903.

HYGIÈNE GÉNÉRALE
DE LA FEMME

GÉNÉRALITÉS

La santé, qui est le chemin du bonheur, repose sur une double base : l'hygiène morale et l'hygiène physique. C'est par leur connaissance qu'on arrive à équilibrer les forces morales et physiques dont l'harmonie est nécessaire à chacun de nous.

Toute personne capable de penser et de réfléchir doit donc s'appliquer à réaliser l'hygiène, tant physique que morale; mais pour cela elle doit en connaître les bases et les principes généraux, et savoir comment et dans quelle mesure on peut les adapter à chaque cas particulier.

* *

Nous ne pouvons donner ici que quelques aperçus de l'*hygiène morale* :

C'est par l'*esprit* que l'être humain est supérieur aux animaux, c'est à lui qu'il doit fournir la plus grande partie de ses forces — car il ne *vit* qu'en proportion de l'activité de son esprit — mais quelles que soient les occupations ou préoccupations de celui-ci, il doit les limiter, les ordonner, les graduer selon ses moyens, s'il ne veut point rompre son équilibre vital.

L'âme ou l'esprit se manifeste par le cerveau qui pense, comme l'artiste se fait entendre par l'instrument qui émet le son — mais de même qu'une corde fatiguée ou rompue rendra stériles tous les efforts de l'artiste pour produire un son voulu, de même l'esprit cessera de pouvoir s'exprimer à travers un cerveau fatigué — un système nerveux affaibli ou lésé. L'esprit, dont le rôle est si vaste dans la vie individuelle, comprend ce qu'on pourrait appeler sa *Triade Morale :*

1º L'*intelligence* — travail intellectuel, direction du travail physique ;

2º Le *cœur* — plaisirs, douleurs, sentiments et passions ;

3º Le *caractère* — développement et lutte entre vices et vertus.

— Or lorsque l'esprit accapare toutes les forces du système nerveux, celui-ci devient inférieur pour son autre tâche — celle de régulariser et diriger les fonctions des divers systèmes et organes du corps.

C'est ainsi que l'équilibre moral de l'individu reflète sur sa santé physique — et que l'hygième morale doit aller de pair avec l'hygiène physique, si l'on ne veut pas troubler cet équilibre vital qui constitue la santé.

L'hygiène morale comporte :

1º Une vie réglée par des occupations régulières.

2º Des devoirs à remplir.

3º Des pratiques conformes aux principes d'une morale adoptée.

1º *Une vie réglée par des occupations régulières.*

— C'est la meilleure façon : — de faire beaucoup en

peu de temps ; — de supprimer l'ennui — (rien ne passe aussi vite qu'un temps employé à une série d'occupations bien ordonnées) ; — d'éviter la fatigue et le surmenage — source de maladies, d'affaiblissement nerveux, d'irritabilité, de mauvaise humeur, d'impatience, etc.

A cet égard même les avantages d'une vie bien réglée sont multiples :

— D'une part on peut en une certaine mesure réagir contre les excès de travail engendrés par la *hâte de vivre* actuelle — or rien n'est plus difficile que d'empêcher certaines personnes de faire plus que ne le comportent leurs forces : l'*écolière* se surmène par ses études en classe, les devoirs, les leçons particulières ; *la jeune fille* — par les cours, les examens, les brevets à conquérir, les études supérieures, ou par le travail dans les ateliers ; *la femme* — par le désir d'unir les soins de sa famille aux devoirs mondains ou à la nécessité de gagner sa vie.

— D'autre part une vie bien réglée permet seule de trouver le temps nécessaire au travail et au repos — car si c'est une loi *qu'il faut travailler pour vivre* — (point de vie sans travail, sans action), — il faut encore, comme le dit Sénèque, « prendre ces deux choses alternativement, le travail quand on s'est reposé, et le repos quand on a travaillé. Si vous consultez la nature, elle vous dira qu'elle a fait le jour et la nuit » — qui sont les emblèmes du repos et du travail.

2° *Des devoirs à remplir.* — Le système nerveux a besoin d'être soumis à une certaine discipline, créée par les devoirs, les obligations morales, les nécessités d'ordre matériel — sinon il va à la débandade, comme une armée sans général.

Les devoirs donnent un but rapproché, tangible, à la vie — dont le but éloigné est insaisissable et échappe au plus grand nombre.

Or la vie sans but est une charge pour l'être qui réfléchit — il faut à chacun un idéal vital qui le fasse avancer et progresser.

La neurasthénie, ou l'énervement des gens du monde, est souvent due au désœuvrement, à une vie sans objectif déterminé.

Dans ces cas une perte de fortune leur devient salutaire : la nécessité matérielle, les obligeant à un ordre de vie différent, leur créant un but et des devoirs, — les guérit...

3° *Vivre conformément aux principes d'une morale adoptée.* — C'est une nécessité d'avoir des principes d'après lesquels on puisse régler sa conduite dans la vie. Une personne sans règles de conduite morale est comme une barque sans gouvernail, un navire sans pilote, ni boussole — elle ne sait où elle va, ce qu'elle veut — et pourquoi elle fait une chose plutôt qu'une autre.

Il importe évidemment d'avoir de *bons* principes, basés sur la distinction des vices et des vertus — c'est là le rôle de l'éducation, de la religion, quelle qu'elle soit...

Vivre conformément aux principes adoptés est aussi le seul moyen pour assurer *le calme de l'esprit* et *la paix intérieure* qui est la base de tout bonheur réel. Cela éloigne les souffrances morales inévitables chez l'être qui oscille dans ses décisions, qui cède soit aux passions, soit aux illusions créées par l'imagination et des sentiments démesurés, — toutes choses qui usent et fatiguent à l'excès le système nerveux.

Les mères peuvent d'ailleurs faciliter à leurs filles la persévérance dans la bonne voie, en les conseillant dans le choix de la société à fréquenter, des livres à lire et — des pensées à cultiver.

La lecture et la conversation fortifient la tendance de l'esprit vers le bien en habituant le cerveau aux images mentales bonnes et élevées.

Quant aux *pensées* — la force morale d'une personne s'accroît à mesure qu'elle apprend à les discipliner, car « telles pensées, telles actions ». Aussi comme les belles fleurs dans un jardin, la femme devrait-elle cultiver, les *bonnes pensées* qui l'élèveraient et l'isoleraient du mal environnant et éloigneraient d'elle les mauvaises pensées, comme on arrache les mauvaises herbes. Lorsque tout le jardin, qu'est son cerveau, sera rempli de belles fleurs, les mauvaises herbes disparaîtront, n'ayant plus de place pour croître...

*
* *

L'*hygiène physique* englobe tout ce qui a trait à la vie végétative de l'être humain — c'est-à-dire à sa façon de s'alimenter, de se mettre à l'abri des intempéries, de se fortifier. A cet égard :

L'*alimentation* — est la base de la santé physique comme le travail, se résumant dans le « Struggle for life [1] », est la base de la santé morale.

Le *vêtement* met à l'abri des intempéries.

Les *soins corporels*, par l'*exercice* et le *repos*, d'une part ; — par l'usage de l'*air*, de l'*eau* et de la *lumière* d'autre part, — sont les colonnes de soutien de la santé, — les moyens de se fortifier.

[1] Lutte pour la vie.

Conformément à ces trois points essentiels de l'hygiène quotidienne nous avons divisé l'ouvrage actuel en trois parties, dont on trouvera les détails au sommaire.

Sans poser de règles générales, ni énoncer de formules absolues — car en matière d'hygiène, comme en éducation et en instruction, — tout est *individuel* — nous avons simplement désiré exposer les moyens que la nature, la science et l'observation des gens bien portants et des malades nous offrent pour nous apprendre à maintenir la santé en bon état.

Comment et pourquoi choisir tels aliments plutôt que tels autres, comment tenir compte des dispositions individuelles, en quoi consistent les avantages et les inconvénients de différents régimes — nous semblait important à connaître pour celui qui, par une alimentation bien comprise, veut éviter les troubles du tube digestif.

Il faut de même que la femme connaisse les qualités de diverses étoffes, les conséquences du port de vêtements d'une forme défectueuse, pour savoir comment elle peut se vêtir et se parer, sans nuire à sa santé.

Enfin il est nécessaire de ne pas ignorer les raisons de l'influence favorable de divers soins corporels, afin d'en savoir déterminer l'usage pour chaque cas, sans arriver à en faire abus.

** **

Une personne qui dépasse l'âge mûr sans avoir cherché à trouver l'hygiène qui lui convient, est un être inférieur.

S'adressant aux femmes, éducatrices des enfants et des jeunes filles, ce livre peut cependant être laissé sans inconvénient entre les mains de ces dernières — si elles veulent bien y prendre quelque intérêt.

D'habitude une personne ne commence à s'inquiéter d'hygiène que lorsque sa santé décline; aussi à la jeunesse bien portante et ignorant ce qu'est un malaise — il faut inculquer les notions d'hygiène, comme on leur inculque les règles d'arithmétique. Elles s'en souviendront et les mettront à profit lorsqu'apparaîtront les premières souffrances, — dont la signification leur deviendra alors compréhensible.

« *Sanare bonum melius providere* [1] ».

[1] Guérir est bien, prévenir est mieux.

CHAPITRE I

CONDITIONS D'UNE BONNE ALIMENTATION

SOMMAIRE

CONDITIONS D'UNE BONNE ALIMENTATION

CHAPITRE I

CONDITIONS D'UNE BONNE ALIMENTATION

Quelles sont, selon vous, les conditions d'une bonne alimentation ?

Elles sont au nombre de trois :

1° Savoir manger. — 2° Savoir digérer. — 3° Savoir se nourrir.

En raison de leur importance, c'est autour d'elles, comme idée directrice, que nous allons grouper tout ce qui concerne les détails de l'alimentation.

Nous aurons ainsi trois premiers sous-chapitres :

 I. Savoir manger.
 II. Savoir digérer.
 III. Savoir se nourrir.

I. — SAVOIR MANGER

Que voulez-vous dire par « savoir manger » ?

J'appelle savoir manger — observer, pour prendre ses repas, quelques règles qui font que la nourriture ingérée est absorbée avec le moins de fatigue possible pour les organes de la digestion.

Ces règles concernent :

1° La régularité des repas ;

2° Leur fréquence ;

3° La façon de les servir ;

4° La façon de manger ;

5° La disposition d'esprit pendant les repas ;

6° La quantité d'aliments solides et liquides à absorber.

Voudriez-vous expliquer l'importance de la régularité des repas ?

Pris à l'heure régulière le repas est mieux digéré.

Ceci tient à la fonction très curieuse de nos organes, d'entrer automatiquement en activité, sans nouvelle excitation préalable, pourvu que nous les ayons habitués à exécuter leur travail à des intervalles régulièrement espacés et toujours les mêmes. C'est ainsi qu'à l'heure habituelle des repas l'estomac, s'apprêtant à recevoir les aliments, commence à sécréter le suc gastrique ; tout naturellement l'intestin entrera en fonction à son tour — et le travail de la digestion s'effectuera avec le moins de fatigue pour les organes qui l'accomplissent.

Aussi : *soumettre nos organes à une discipline rigoureuse, c'est la meilleure façon de les ménager.*

Le surmenage et la fatigue des organes digestifs seraient donc en partie la suite de l'irrégularité des repas ?

Oui, en obligeant l'estomac à sécréter tantôt à vide, tantôt d'une façon supplémentaire, on lui donne un surcroît de travail ; l'organe fatigué finit par sécréter insuffisamment et le point de départ aux troubles digestifs est constitué.

En résumé : l'irrégularité des repas entraîne une irrégularité dans le travail des organes digestifs.

Quelle peut être l'importance de la fréquence des repas ?

Quand les repas sont trop rapprochés, les aliments nouvellement ingérés se mêlent à ceux encore contenus dans l'estomac, d'où une fatigue pour cet organe.

Quel intervalle de temps conseillez-vous de maintenir entre deux repas ?

Je conseille, en général, l'intervalle de quatre heures au minimum — exceptionnellement trois heures (après le goûter).

Il est ainsi bon d'adopter quatre repas par jour : le petit déjeuner à huit heures, le grand déjeuner à midi (*dîner* dans certains pays), le goûter à quatre heures et le dîner à sept heures (*dîner* en France, souper en Belgique, Allemagne, etc.)

Cependant le goûter est facultatif, il convient aux enfants et aux personnes faibles.

Le dernier repas — dîner ou souper — est souvent pris trop tard ; cette coutume est acceptable pour les personnes qui se couchent tard, mais pour celles qui se couchent de bonne heure, elle est mauvaise, parce que la digestion n'est pas finie.

Quelle doit être l'abondance relative des quatre repas que vous conseillez ?

Il faut faire deux forts repas et deux faibles ; les deux forts seront ceux de midi et du soir ; les deux faibles : le premier déjeuner et le goûter.

Le repas le plus important doit être celui de midi ; c'est une erreur, en effet, que de le faire le soir, avant le coucher : la fatigue de la journée a pour résultat de troubler le travail de la digestion, dont la viciation amène la production de cauchemars.

En tous les cas il ne faut rien manger entre les repas.

S'il ne faut rien manger entre les repas, l'habitude des « goûters » ou « five o'clock tea », n'est-elle pas mauvaise ?

Composé soit d'une tasse de lait et d'une tartine de beurre, soit de thé et de biscuits secs, soit d'un œuf à la coque, en lait de poule, etc..., soit de pain et de fruits ou confitures — le goûter peut être considéré, ainsi qu'il vient d'être dit, comme un petit repas nécessaire aux enfants, qui ont besoin de manger souvent, et aux femmes qui mangent moins copieusement à midi et le soir.

Les goûters trop copieux sont mauvais, ils suppriment l'appétit pour le dîner ; aussi les five-o'clock tea, en visites, ou chez les pâtissiers — servant de prétexte à la gourmandise — sont-ils trop chargés : on mange des pâtisseries, sucreries, pâtés, etc..., lourds à digérer, et on en mange trop.

Qu'entendez-vous par la façon de servir les repas ?

J'entends par là tout un ensemble de petits détails qui méritent cependant d'être pris en considération, parce qu'ils concourent indirectement à aviver l'appétit, à rendre le fait de se nourrir, plus agréable.

Il faut autant que possible que la pièce servant de salle à manger soit gaie, éclairée, aérée et qu'elle ne reçoive pas les odeurs de la cuisine.

Qu'on se rappelle avec quel dégoût on mange dans certains restaurants, surtout en été, lorsque l'exiguité des locaux rend la ventilation illusoire. L'air confiné est d'ailleurs une cause fréquente de mauvaises digestions.

La table sera toujours mise avec soin; la blancheur du linge, la propreté des ustensiles dont on se sert, impressionnent agréablement, rehaussent la saveur des mets; enfin la présence de quelques fleurs, d'un peu de verdure, divertit et charme l'œil.

En été, la pièce sera tenue fraîche, en hiver doucement chauffée; il est mauvais d'avoir froid en mangeant.

Quels conseils avez-vous à nous donner sur la « façon de manger » ?

Ces conseils sont :

1° Manger lentement;

2° Bien mâcher;

3° Bien insaliver

les aliments qu'on ingère.

J'ai en effet souvent entendu dire qu'il était mauvais de manger trop vite. Quelles en sont les raisons ?

En mangeant trop vite, on avale les aliments :

1° Sans les avoir mastiqués, triturés avec les dents et les mâchoires — faites pour cela ;

2° Sans les avoir mélangés suffisamment avec de la salive, nécessaire à la digestion de certains d'entre eux.

Dans le premier cas — en mâchant trop vite, on impose à l'estomac le travail des dents.

Dans le second cas — on donne un surcroît de travail à l'intestin. En effet les féculents et les farineux sont digérés, d'abord par la salive qui est déversée dans la bouche par les conduits excréteurs de nombreuses glandes, et ensuite par le suc pancréatique, qui vient d'une importante glande, dans

la première portion de l'intestin. Quand l'insaliva-
tion a été insuffisante, c'est donc au pancréas à le
suppléer — d'où souvent une mauvaise digestion ou
un surmenage pour l'intestin lorsque la salive
buccale n'a pas rempli son rôle.

*Donc, il faut « bien mâcher » pour alléger la tâche
de l'estomac, et « bien insaliver » pour venir en aide
à la digestion intestinale ?*

La mastication et la salivation sont toutes deux
nécessaires, et se complètent l'une l'autre ; en outre,
plus les aliments sont divisés en particules fines,
plus ils sont facilement attaqués par les sucs digestifs.

*S'il faut beaucoup mâcher, comment doivent
faire les personnes qui ont une mauvaise dentition ?*

Les personnes, qui ont de mauvaises dents, doivent
demander à un dentiste le secours de dents artificielles.

Si cela est impossible, elles peuvent se servir des
appareils appelés *masticateurs*, à l'aide desquels on
peu réduire en pulpe les aliments, sur son assiette ;
mais l'usage de ces instruments répugne à beaucoup.

*Avez-vous encore quelques recommandations à
faire au sujet de la façon de manger ?*

Non, pourtant je désire attirer votre attention sur
la nécessité d'apprendre aux enfants, dès le plus
jeune âge, à *manger lentement*.

Quand je dis *lentement* — ce n'est pas s'amuser
en mangeant, mais se livrer à une mastication
sérieuse et ne pas avaler de gros morceaux de

nourriture, des bonbons entiers, comme on le voit
faire souvent.

*Mieux vaudrait presque de ne pas manger, que de
manger trop vite.*

*Vous avez cité comme condition du « savoir man-
ger » l'état d'esprit pendant le repas ? Est-il donc
vrai, que « à bonne humeur, bonne digestion » ?*

Toutes choses égales d'ailleurs, l'homme de bonne
humeur digérera mieux que l'homme triste, en
colère, ou préoccupé de ses affaires — il faut donc
s'astreindre à éloigner pendant les repas toute cause
susceptible de réagir sur le travail digestif, telles
que :

Lectures, entretiens sur problèmes scientifiques,
combinaisons d'affaires, mauvaises nouvelles, sujets
de conversation qui froissent, irritent ou passion-
nent — comme la politique.

Par contre, il est bon de porter la conversation sur
des sujets gais, agréables, de se communiquer des
nouvelles qui fassent plaisir, d'effleurer, sans les
approfondir, des questions d'ordre général.

La bonne humeur est le meilleur élixir digestif.

On procédera de même avec les enfants :

Point de lecture difficile, ni de silence absolu,
pendant qu'ils sont à table — comme c'est l'usage
dans certains collèges et pensions.

Éviter de choisir le moment des repas pour
gronder les enfants ou pour les punir en les privant de
quelque mets, comme le font à tort certains parents.

*Quelle règle adopter au point de vue de la quan-
tité d'aliments à prendre à chaque repas ?*

MANGER SOBREMENT — tel doit être le principe à

cet égard. Toute surcharge alimentaire est mauvaise; c'est pour l'appareil digestif une fatigue qui se produit au détriment de la santé générale.

Il est impossible de déterminer en bloc la quantité de nourriture à prendre; elle doit nécessairement varier pour *chaque* sujet et avec l'âge, les occupations et la santé de chacun.

Il en est des individus comme des machines à vapeur : elles ont besoin de plus ou moins de combustible suivant leur construction et le travail qu'elles doivent fournir.

Deux écueils sont en général à éviter :

1° L'insuffisance de nourriture.

2° L'excès de nourriture.

Comment proportionner la quantité de nourriture suivant l'âge ?

Les vieillards mangeront très sobrement.

Les enfants et les adolescents doivent manger relativement plus que les adultes, car ils ont à pourvoir aux dépenses de leur croissance.

Les personnes adultes ont d'ordinaire tendance à manger plus qu'elles n'ont besoin, c'est-à-dire qu'elles dépassent habituellement leur « ration journalière »[1].

En restant *au-dessous de sa faim* chacun se rapproche le plus de la ration alimentaire qui lui convient.

Comment apprécier pourtant qu'on a suffisamment mangé — sans faire d'excès ?

Une personne bien portante, un repas fini, devrait

[1] Quantité de nourriture fournissant les matériaux nécessaires à l'entretien de la vie et aux dépenses en force et énergie nerveuse pour le travail.

être capable de prendre encore un tiers en plus de nourriture ; en un mot, *il ne faut manger que les deux tiers de sa faim* [1].

Arrive-t-il moins fréquemment de pécher par insuffisance de nourriture ?

C'est plus rare.

Outre la misère, l'ignorance dans le choix des aliments, c'est le plus souvent *la crainte d'engraisser* qui conduit les jeunes filles et les jeunes femmes à manger insuffisamment. L'alimentation insuffisante est, chez elles, une cause fréquente et ignorée, de leur faiblesse générale et de leur nervosité.

C'est à tort qu'elles restreignent leur nourriture, car ce n'est pas la quantité, mais *la qualité* de la nourriture qui fait engraisser.

Toute personne ayant une tendance à cela, ferait mieux de demander un régime à son médecin, qui lui indiquerait les substances qu'il faut éliminer de son alimentation : féculents, graisses, etc...

Il est toujours mauvais de se priver de nourriture, parce qu'en s'affaiblissant, on ne résiste pas ou on résiste mal contre les causes des maladies, les effets de la fatigue, du froid, et on ne peut remplir les devoirs qui vous incombent.

Quant aux boissons, vaut-il mieux boire peu ou beaucoup, aux repas ?

---

[1] Je pose ce principe parce que les citadins, mangeant ordinairement des choses très nourrissantes, introduisent sous un petit volume une quantité d'éléments nutritifs dépassant le besoin de leur organisme.

Il n'en est pas de même des paysans qui, avec des aliments grossiers et peu nourrissants, n'en introduisent guère trop.

Ils peuvent manger davantage et satisfaire toute leur faim.

Il est préférable de boire peu aux repas : un à deux verres d'eau simple ou mélangée à une boisson fermentée.

L'excès de liquide trouble la digestion en diluant trop le suc gastrique et en distendant l'estomac ; mieux vaut prendre un verre de liquide deux heures après le repas.

Il est facile de restreindre la quantité de boissons en évitant les plats très épicés, les sauces compliquées, qui excitent à boire outre mesure.

Pourquoi alors certaines personnes, tout en mangeant des aliments peu ou pas épicés, ont néanmoins besoin de boire beaucoup ?

Ce qui fait que certaines personnes ont besoin de boire beaucoup, tandis que d'autres peuvent se contenter de peu de boisson, c'est que les premières mangent trop vite ; les aliments ne sont pas assez imprégnés de salive, cela produit de la sécheresse dans l'estomac, qui oblige à boire — mais l'eau ne peut remplacer la salive qui manque.

Le meilleur remède dans ces cas, c'est de manger lentement et de bien mâcher.

Dans d'autres cas, ce sont les émotions, la fatigue, les ennuis qui arrêtent la sécrétion salivaire et qui forcent à boire. On sait que les personnes émues, obligées de parler, prennent de l'eau parce que l'émotion « sèche » la bouche ; ce qui est vrai pour la sécrétion salivaire est aussi vrai pour la sécrétion gastrique et pour toutes les sécrétions.

La tranquillité d'esprit et la gaieté sont donc les deux facteurs importants de la digestion.

Le contraire engendre la dyspepsie des préoccupés, des surmenés et des tristes.

Quelle est la meilleure boisson de table ?

C'est *l'eau de source* — pourtant la bière et le vin, légers, non frelatés, peuvent être admis et même autorisés dans certains cas, mais avec la devise : « Vive la sobriété ».

Le vin, comme toutes les boissons excitantes, agit différemment selon les personnes.

Tantôt il fait digérer, tantôt il arrête la digestion.

Le choix du vin varie aussi selon les personnes ; les uns digèrent mieux avec du vin blanc, d'autres avec du vin rouge, Bordeaux ou Bourgogne.

D'une façon générale le vin de Bordeaux est plus stomachique que le Bourgogne.

Quelques vins sont meilleurs pris tièdes, — tels certains Bordeaux.

Certaines personnes se trouvent également mieux en sucrant leur vin, légèrement tiédi.

On ne doit pas toutefois abuser du vin comme quantité et en prendre plus d'un quart de litre à un repas. Deux verres à bordeaux doivent suffire en général.

L'usage si répandu des eaux minérales, dites de table, présente-t-il quelque inconvénient ?

Les eaux très faiblement minéralisées, dites indifférentes, peuvent avantageusement remplacer l'eau de source dans les grandes villes où celle-ci n'existe pour ainsi dire pas.

Les eaux fortement minéralisées ne doivent être prises que sur prescription spéciale du médecin.

Les eaux gazeuses sont à éviter parce que le stimulant (acide carbonique), qu'elles contiennent, constitue une mauvaise habitude pour l'estomac.

Est-ce vraiment aussi mauvais, comme on le dit d'ordinaire, de boire et de manger très chaud ou très froid ?

Les extrêmes sont mauvais en tout.

Le thé bouillant et les boissons glacées sont également à éviter.

Le catarrhe gastrique si répandu chez les Américains relève de l'usage immodéré des boissons glacées.

II. — SAVOIR DIGÉRER

Pour bien s'alimenter vous dites qu'il faut bien digérer ; comment, tout d'abord, reconnaître qu'on digère bien ?

On le reconnaît quand on est léger et dispos après avoir mangé, et sans gonflement de l'abdomen, dans l'intervalle de deux repas.

Ne conseillez-vous donc pas particulièrement l'usage du café ou des liqueurs dites digestives : anisette, chartreuse, etc., dont on a l'habitude de se servir après les repas ?

Tout au contraire :

S'abstenir complètement de toutes liqueurs alcooliques.

S'abstenir autant que possible du café — tel est mon conseil.

Les liqueurs fines de table sont des excitants momentanés, factices, qui, au début, paraissent activer la digestion, mais dont l'usage continu finit précisément par la troubler.

Le café ne doit être pris qu'exceptionnellement à titre de boisson digestive — on peut le remplacer

avantageusement à cet égard, par le café de Malt ou
par une tisane aromatique tiède ou chaude : camo-
mille, tilleul, menthe, fenouil, — ou des infusions
très légères de feuilles d'oranger, de maté ou thé du
Paraguay et de thé.

L'homme bien portant doit pouvoir bien digérer,
sans avoir recours à toutes ces boissons.

*Les exercices, la marche après les repas, sont-ils
nuisibles ou utiles pour la digestion?*
Cela dépend des personnes :

1° Les unes, pour bien digérer, ont besoin du repos ;

2° Les autres ont besoin du mouvement ;

3° D'autres enfin, plus rares, pour bien digérer,
ont besoin du sommeil.

Comment prendre le repos après les repas ?
Telle personne ne digère bien que si, immédiatement après le repas, la dernière bouchée à peine
déglutie, elle s'étend sur un lit ou sur une chaise-
longue, tandis qu'à une autre personne il suffit de
rester commodément assise dans un bon fauteuil.

*Comme mouvement après le repas, est-ce de la
marche qu'il s'agit ?*
Oui, il est une catégorie de personnes qui se
trouvent bien de marcher doucement après le repas,
soit dans l'appartement, soit dehors, en plein air.
Une petite promenade à pied, sans fatigue est recommandable aux personnes dont l'appartement est
petit et mal aéré ; car, comme il est dit plus haut,
la respiration d'un air confiné après le repas peut
entraver la digestion.

Quant aux exercices musculaires violents, aux

mouvements brusques, il faut s'en abstenir totalement, de suite après le repas.

L'équitation, par exemple, au sortir de la table, influence mal la digestion.

Tous les exercices : marche, chasse, armes, gymnastique, canotage, bicyclette, équitation ne seront faits qu'à distance des repas.

Dans ces conditions seules, le dicton devient vrai : « on digère autant avec ses jambes qu'avec son estomac. »

Le sommeil après le repas n'a donc aucun inconvénient ?

D'habitude il est mauvais de dormir de suite après le repas : la digestion se trouvant ralentie ou se faisant mal, on se réveille avec des frissons, la bouche mauvaise, des nausées, la migraine et un état de malaise.

Pourtant il est un certain nombre de personnes qui, par exception, ne digèrent bien que pendant le sommeil. Je connais une dame qui a la migraine toutes les fois qu'il ne lui est pas possible de faire sa sieste après le déjeuner.

Donc, à ce point de vue, pas de règle générale, uniforme : comme toujours, *à chacun son hygiène.*

Combien de temps après le repas peut-on reprendre le travail ?

Au bout d'une demi-heure à une heure environ ; on prolongera un peu le repos, s'il s'agit d'un travail intellectuel très absorbant.

Sont-ce là toutes les précautions, pour assurer une bonne digestion ?

Non ; on peut y joindre les suivantes :

1º Éviter tout vêtement, corset, ceinture, corsage serré, pouvant exercer une constriction au niveau de la région de l'estomac.

2º Éviter l'action du froid, de même que l'excès de chaleur, après le repas.

3º Éviter l'attitude penchée en avant lorsque, après avoir mangé, on se remet au travail, assis devant une table ou un bureau. Il est, dans ces cas, préférable de se tenir debout devant un pupitre élevé.

Dans quel sens faut-il se prémunir contre l'action du froid et de la chaleur excessive ?

D'une part, les personnes frileuses, digérant mal, doivent : pouvoir séjourner dans une pièce doucement chauffée, soit adopter le port de vêtements chauds et même d'une ceinture de flanelle.

D'autre part, on ne doit pas se rendre, de suite après avoir mangé, dans des salles de réunion surchauffées : concert, théâtre, etc...

III. — SAVOIR SE NOURRIR

Que voulez-vous dire par « savoir se nourrir » ?
C'est *savoir* :
A. Préparer les aliments.
B. Choisir la qualité des aliments.
C. Choisir le genre d'aliments convenant à chacun, de façon à éviter les mauvaises digestions et leurs conséquences. « Une mauvaise digestion équivaut à une cautérisation de l'estomac. »

Quels sont les effets produits par les aliments lorsqu'il y a mauvaise digestion ?

Les aliments :

1° Tantôt *irritent* le tube digestif et, de ce fait, donnent lieu :

a. Soit à des sensations de douleurs, gonflement de l'estomac et de l'intestin, régurgitations, aigreurs et même vomissements ;

b. Soit à des douleurs ou des malaises des organes voisins : cœur, foie ;

c. Soit à des états de malaise général.

2° Tantôt ils *intoxiquent* l'organisme entier, par suite de la production plus abondante de produits nuisibles, qui a lieu toutes les fois que la digestion se fait mal.

Chez les personnes à système nerveux sensible, cette intoxication se porte sur celui-ci, et alors, elles ont des accès de dépression ou de mélancolie, que rien n'explique, ou des accès d'excitation, de mauvaise humeur, des inquiétudes pénibles, dont on cherche en vain la cause.

En résumé, toutes les fois qu'il y a *irritation* et *intoxication*, la digestion a été mauvaise.

C'est donc de toute nourriture qui irrite ou intoxique qu'il faut s'abstenir ? Quels sont les aliments de cette sorte ?

Ce sont :

1° Les aliments mal préparés.

2° Les aliments non frais, insalubres ou frelatés.

3° Les aliments ne convenant pas à l'état du tube digestif d'une personne donnée.

Voudriez-vous alors m'énoncer succinctement ce qu'il faut surtout viser dans la préparation, la qualité et le choix des aliments ?

Il faut surtout viser à répondre aux trois indications suivantes :

I. *Simplicité dans la préparation des mets.*

II. *Fraîcheur des aliments.*

III. *A chacun son régime.*

Ce sont les trois principes fondamentaux d'une alimentation inoffensive et bien comprise.

A. — Préparation des aliments

La préparation culinaire des aliments est par conséquent d'une grande importance au point de vue de la digestion ?

La façon de préparer les mets est d'une importance capitale : « C'est la sauce qui fait le poisson », dit-on.

Un aliment facile à digérer peut, par suite de son mode de préparation défectueux, des épices, des graisses et des condiments ajoutés, devenir des plus indigestes.

Bien plus de gens pèchent par la préparation que par le choix des aliments.

Et c'est la simplicité dans la préparation des mets que vous préconisez ?

Oui — vive la simplicité — !

« Cuisine simple, repas sobres, plus de mauvaises digestions. »

Comment faut-il préparer les mets pour faire cette cuisine simple dont vous parlez ?

Il faut préparer les aliments et les servir, autant que possible, sous la forme appelée en langage culinaire « nature », — c'est-à-dire éviter les infinies combinaisons de deux, trois ou quatre aliments pour arriver à en faire un seul plat indigeste. — Le bœuf à la mode, par exemple : vous avez le bœuf, la graisse et les carottes. Le bœuf seul, rôti ou bouilli, ferait un plat excellent ; les carottes cuites à part, servies au beurre frais ou en sauce blanche, ne seraient pas mauvaises. Tandis que les deux, bœuf et carottes, imbibés de graisse, constituent un plat très lourd à digérer.

Il en est de même des ragoûts; des plats de viande avec sauces très relevées, épicées, composées de quatre ou cinq préparations préalables, telles la sauce Béchamel, sauce en daube, etc.

Voudriez-vous indiquer quelques exemples de préparations culinaires simples ?

Vous en trouverez dans le tableau ci-contre où j'ai rangé, selon trois degrés de digestibilité, les quelques modes de préparation des mets rentrant dans notre cadre de « simplicité ».

Au degré 1° se trouve le mode de préparation le plus simple et à digestion la plus facile.

Mais, si je ne me trompe, au degré 1° vous avez complètement supprimé le beurre et la graisse ?

C'est exact ; la graisse et le beurre cuits sont difficiles à digérer ; la graisse ne s'absorbe bien que sous la forme de lait, dans lequel elle se trouve divisée à l'extrême — émulsionnée.

L'enrobage des substances alimentaires dans la graisse (ou beurre), bien que plus agréable au goût, les rend d'une digestion plus difficile — la graisse paraissant les protéger contre l'action des sucs digestifs.

Trois modes de préparations des aliments selon le principe de la simplicité.

POISSONS	VIANDE	PATES et féculents (riz. semoule. tapioca. nouilles, etc.)	LÉGUMES VERTS et secs.	SOUPES	ENTREMETS	FRUITS
1. Cuits à l'eau et au sel, servis tels (dit au court bouillon, sans poivre, ni épices, ni ail).	1. Grillée.	1. Cuits à l'eau et sel, servis tels.	1. Cuits (¹) à l'eau et sel. en purée ou non, servis tels.	1. Potages maigres aux légumes frais ou secs.	1. Aux œufs et au lait (diverses crèmes: crème au chocolat renversée, caramel, vanillée; des soufflés, etc.)	1. Cuits en compote peu sucrée.
2. Cuits à l'eau et sel, servis au beurre frais ou fondu.	2. Rôtie, servie avec son jus, sans sauce faite à part avec ce jus.	2. Cuits à l'eau et sel, servis au beurre frais.	2. Cuits à l'eau et sel, servis au beurre frais.	2. Potages au lait avec pâtes ou féculents (riz, semoule, tapioca, etc.)	2. Gâteaux au tapioca, semoule, riz, etc. avec œufs et lait, cuits au four.	2. Confiture.
3. Frits, mais mangés en enlevant la friture.	3. Bouillie ou en blanquette.	3. Cuits à l'eau et sel, assaisonnés au beurre fondu	3. Cuits à l'eau et sel, assaisonnés au beurre fondu ou avec sauce blanche ou à la crème	3. Bouillon dégraissé (consommé) avec pain grillé ou quelque pâte.	3. Biscuits à la cuillère, gâteaux secs.	3. Tarte aux fruits, la pâte étant mince et peu grasse, bien cuite.

(¹) Mieux que dans l'eau, qui dissout les sels, enlevant ainsi leurs parties utiles, on peut faire cuire les légumes à l'étouffée ou à la vapeur d'eau.

2.

Le suc gastrique n'a guère plus d'action sur les particules alimentaires imbibées de graisse, que l'eau sur des chaussures de caoutchouc.

Vous supprimez alors tous les mets compliqués, les sauces savantes, les entremets raffinés ?

Non en bloc — certains de ces plats peuvent être ramenés au degré de simplicité dont nous parlons, en supprimant quelques détails de leur préparation.

A la table de régimes alimentaires, p. 150, les préparations exceptionnellement permises se trouvent indiquées.

Cependant les viandes et les légumes aussi simplement préparés ne doivent avoir aucun goût ?

C'est ce qui vous trompe, — il faut essayer pour être convaincu.

Les aliments, étant frais, ne peuvent pas avoir mauvais goût.

Les accessoires : épices, condiments, sauces compliquées et savantes, n'ont pour but que de :

1° Flatter le goût d'une façon excessive — et partant inutile.

2° Masquer le goût d'un aliment tant soit peu frais ou avarié.

Aussi sont-ce surtout les restaurateurs qui en abusent.

Cette cuisine simple n'est-elle pas bien monotone ? Pourtant on dit qu'il faut varier la nourriture ?

C'est vrai, la nature veut la variété pour le tube digestif, comme pour tous les autres organes, — mais la cuisine simple n'est pas une entrave à la variété. Elle n'offre, en effet, que *trois* modes de préparation *d'un* aliment, mais chaque catégorie d'aliments (il y en a sept), figurant sur la table à la page 23, renferme un grand nombre d'espèces : en jetant un coup d'œil sur la feuille de régime indiquée (voir p. 150), vous verrez combien d'aliments on a, en somme, à sa disposition, dans chaque catégorie.

Pour toute personne qui veut « manger pour vivre », et non « vivre pour manger », la cuisine simple est largement variée, et l'alimentation peut rester ainsi ce qu'elle doit être : un kaleïdoscope de produits variés offerts par la nature à l'homme.

Quels torts imputez-vous à la cuisine savante, compliquée, relevée ?

En irritant d'une façon *excessive* et *continue* le tube digestif, elle est l'origine des gastrites, entérites innombrables, des dyspepsies tenaces avec tout leur cortège de phénomènes maladifs accessoires, attribués à tort à des maladies du cœur et des nerfs.

L'Angleterre, où la cuisine est excessivement relevée et épicée, est le pays des dyspepsies ; le fameux « spleen » des Anglais, dit-on, a son point de départ dans leur tube digestif.

Y a-t-il parmi les préparations culinaires défendues, quelques-unes qui soient particulièrement nuisibles ?

Voici la liste des préparations culinaires, dont il vaut mieux s'abstenir :

Parmi les mets servis avec sauces, il est prudent de supprimer ceux qui sont servis ou préparés avec les sauces suivantes ;

Sauce espagnole.
» Béchamel grasse.
» aux câpres.
» à la d'Orléans.
» Béarnaise.
» piquante.
» froide pour poissons.
» indienne au Kari.
» à la rémoulade.
» à la ravigote.
» poivrade.
» à la tartare.
» à la provençale.

Sauce matelote.
» en daube.
» en « blanc ».
Coulis d'écrevisses.
» de homards.
» de crevettes.
» d'anchois.
Jus de viande préparé d'avance.
Le roux permanent.
La glace de viande.
Mayonnaise.

Parmi les préparations de viandes, volailles, gibiers, poissons, il faut rejeter :

Les ragoûts, surtout aux truffes.
Les étuvées au vin, très relevées.
Les viandes braisées trop épicées.
Les fritures, les roux.
Les préparations dites : au gratin, à la provençale, à la poulette, en papillottes, à la Sainte-Menehould, à la Saint-Lambert, à la Marengo.
Les farces (à boulettes, à quenelles, à papillottes).
Les fricassées.
Les galantines.
Les fromages (de cochon, de pieds de mouton, etc.).
Les civets.
Les viandes, volailles farcies, truffées.
Perdrix aux choux.
Chartreuse des perdrix.
Poissons au gratin, à la matelote.
La bouillabaisse.

Les légumes sont lourds à digérer lorsqu'ils sont préparés : farcis, en ragoût, frits, avec des sauces relevées, à la poulette, à la provençale ou enfin en salade avec du thon, des œufs durs.

Les potages aux roux, au vieux beurre roussi, les potages d'écrevisses, aux moules, au fromage, aux oignons, à la chicorée et à la bonne ménagère sont parmi les moins digestibles.

Dans la série des entremets et desserts, il reste à signaler la digestion difficile de certaines pâtes, telles que :

Les vol-au-vent.
Les croûtes de pâtés.
Les galettes.
Les flancs.
Les macaronis en timbale.
Les entremets aux œufs dits : fondu à la ménagère.
Les beignets.
Les croustades (avec fruits).
Les gâteaux aux amandes.
Les divers plum-puddings.
Le fromage bavarois à la vanille.

Les charlottes de pommes, les gelées d'entremets, les compotes de pommes farcies, les pommes à la portugaise, sont des préparations de fruits trop compliquées et indigestes par la quantité de graisse dont on les additionne, par la colle de poisson avec laquelle on prépare la gelée.

CHAPITRE II

QUALITÉ DES ALIMENTS

SOMMAIRE

B. — QUALITÉ DES ALIMENTS

CHAPITRE II

QUALITÉ DES ALIMENTS

En ce qui concerne la qualité des aliments, vous posez comme principe que « tout aliment doit être frais ». Est-ce là tout ?

Non, les qualités requises d'un aliment, pour éviter qu'il ne devienne nuisible, sont au nombre de trois : c'est, d'être

1° *frais* ;

2° *de provenance saine* ;

3° *non frelaté.*

Si j'insiste particulièrement, et en premier lieu, sur la fraîcheur des aliments, c'est que l'importance de cette qualité est trop souvent méconnue, et qu'elle est, par suite, constamment négligée.

En effet, les viandes dites « mortifiées », le gibier « faisandé », les œufs « conservés », le vieux beurre « fondu », les graisses conservées — soit sous forme de « roux permanent », soit sous forme de « friture » ou de « jus de viande » artificiel — sont d'un usage courant dans la cuisine usuelle. Ne trouve-t-on pas dans les livres de cuisine des monstruosités telles que les recettes suivantes :

« Moyen d'ôter le mauvais goût aux viandes passées » ou « moyen de rendre mangeable le poisson qui commence à se corrompre ».

Tout le monde est, par contre, plus facilement d'accord pour considérer comme nuisibles, et pour rejeter de la consommation, les aliments de provenance malsaine, dits *insalubres*, et les aliments frelatés.

Donc, les aliments :

1. FRAIS ;

2. SAINS ;

3. NON FALSIFIÉS,

doivent seuls faire partie de l'alimentation quotidienne.

I. — ALIMENTS NON FRAIS

Voudriez-vous préciser quels sont les aliments que vous qualifiez de nuisibles, parce que « non frais ? »

Ce sont les aliments naturels, non frelatés, salubres ou non. au moment de leur acquisition, mais *devenus malsains*, par suite de leur conservation au délà des limites que comporte leur degré d'inaltérabilité.

C'est ainsi qu'une viande, excellente toute fraîche, devient mauvaise au bout d'un certain temps, variable selon la température ambiante, dès qu'elle se trouve envahie par un commencement de putréfaction.

Des légumes en conserves, des petits pois par exemple, excellents au moment où l'on vient d'ouvrir la boîte, cesseront de l'être, au bout de deux à trois jours d'exposition à l'air.

Des poissons conservés, pouvant être consommés sans nul inconvénient au moment où l'on ouvre la boîte, sont immangeables le lendemain, sous peine d'accidents graves et même mortels. Ce fait est à tel point établi par l'expérience, que dans la marine il est défendu de toucher aux conserves lorsqu'elles sont restées ouvertes depuis plus de vingt-quatre heures.

En résumé, les aliments considérés comme nuisibles, parce que « non frais », sont des aliments corrompus par une conservation défectueuse ou trop prolongée, quelles qu'aient été leurs qualités initiales.

Pourquoi un aliment très frais est-il meilleur qu'un aliment qui l'est moins ?

Plus un aliment est frais, moins il nous empoisonne. Tout acte digestif aboutit à séparer des aliments ingérés, les parties qui s'absorbent et les parties indigestes, qui sont expulsées.

Parmi les parties qu'on absorbe, c'est-à-dire qui rentrent finalement dans la circulation sanguine, il y a deux catégories de substances :

1° Celles qui sont nécessaires à l'entretien et au travail du corps.

2° Celles qui sont nuisibles, et vont être décomposées par le foie et transportées aux reins, pour être éliminées avec l'urine. Mais, en attendant leur élimination, elles empoisonnent l'organisme et en particulier le système nerveux. Leur quantité varie, selon que la digestion se fait plus ou moins bien.

Avec les aliments frais on n'a que les toxines [1] de

---

[1] Les *toxines* sont des produits de décomposition qui se font dans l'estomac et dans l'intestin sous l'influence des fermentations digestives, et qui constituent un poison pour l'organisme.

la digestion à éliminer. Avec les aliments non frais, ayant subi un début de putréfaction, on introduit en surplus, dans son tube digestif, des produits malsains, résultant de l'altération de ces aliments.

Quelles sont les substances malsaines contenues dans les aliments non frais ?

Ce sont :

1° Les organismes inférieurs, qui envahissent les aliments au bout d'un certain temps ;

2° Les produits toxiques, appelés *ptomaïnes*, secrétés par ces microbes, produits, qui sont les excreta de ces microorganismes, les déchets de leur vitalité ;

3° Les produits de décomposition chimique des aliments, décomposition subie sous l'influence des microbes, de leurs *ptomaïnes* ou de l'action de l'air; ces produits de transformation chimique peuvent être nuisibles et toxiques à leur tour.

Par quoi se manifestent ces empoisonnements ou intoxications alimentaires ?

Par des phénomènes de malaise général et en particulier par des états de dépression, de fatigue ou d'excitation nerveuse qui suivent toute mauvaise digestion (voir p. 26), — seulement, dans les cas d'ingestion habituelle d'aliments non frais, ces phénomènes sont plus rapides, et plus marqués. Ce qu'on appelle *nervosité* n'est, le plus souvent, qu'une intoxication chronique par le tube digestif.

D'autres fois ce sont les fonctions de l'intestin qui se trouvent troublées : ce sont la diarrhée, des coliques, qui surviennent et qui durent.

Dans le cas de putréfaction avancée (lorsque très

rapide) on peut, au lieu de ces empoisonnements lents, à petites doses, avoir des accidents brusques, violents, à marche rapide.

Pourtant il y a des personnes qui mangent des aliments pas toujours très frais (tel le gibier faisandé), et qui n'ont rien ? Ils digèrent bien et se portent bien ?

Ce sont des personnes exceptionnellement bien portantes et à système nerveux vigoureux qui, résistent à tout. Mais ce n'est pas sur elles qu'il faut juger de la nocivité des aliments un peu altérés, mais sur les organismes débilités, à système nerveux affaibli, qui sont des réactifs sensibles.

Les systèmes nerveux forts commandent mieux leurs organes d'élimination (intestin, foie, reins) — tandis que les systèmes nerveux affaiblis ne peuvent pas éliminer aussi facilement et s'intoxiquent.

En tout cas, ce n'est jamais bon d'ingérer des aliments septiques.

Quand nous sommes vigoureux, les microorganismes ingérés ne peuvent se développer, ils languissent ; mais qu'une cause quelconque nous infériorise, ils deviennent florissants et nous voilà empoisonnés par leurs déchets. C'est alors la porte ouverte à d'autres ennemis ; c'est pour les nerveux — la neurasthénie ; c'est pour les travailleurs cérébraux — la mélancolie ; ce sont, pour les tuberculeux — des poussées de fièvre.

En effet je ne me doutais pas du rôle que l'altération des aliments joue au point de vue de la santé générale.

Quels sont les aliments particulièrement suscep-

*tibles de déterminer ces intoxications alimentaires
en question ?*

Ce sont surtout les aliments d'origine animale : la
viande crue et cuite ; les poissons ; le lait ; le beurre ;
les œufs ; le fromage, et, exceptionnellement, les
farines et le pain.

Voulez-vous parler d'abord de la viande ?

La viande crue est le type des aliments à ptomaïnes [1] dès qu'elle n'est plus fraîche. Au bout d'un
certain temps, variable avec la température, elle se
gâte, c'est-à-dire qu'elle commence à se putréfier.

Comment reconnaît-on la viande ainsi altérée ?

A son odeur, sa diffluence et à son aspect à reflets
verdâtres.

*La cuisson ne transforme-t-elle pas les propriétés
nuisibles de cette viande ?*

Grâce à des préparations culinaires plus ou moins
savantes, on peut arriver à masquer l'odeur et l'aspect d'une telle viande, mais elle n'en reste pas
moins malsaine. La cuisson fait périr les microorganismes, mais leurs ptomaïnes ne sont pas détruites ;
elle empêche en une certaine mesure la putréfaction, mais elle n'y remédie pas quand elle est éta-
blie.

Que faut-il penser sous ce rapport du gibier ?

Il ne faut manger que du gibier jeune [2], qu'on

---

[1] Produits toxiques fabriqués par les microbes de la putréfaction, voir p. 40.

[2] Le gibier jeune, étant *tendre*, peut être mangé de suite.
Le gibier vieux, par contre, est dur et coriace tant qu'il est
frais ; devenant *faisandé* il se ramollit sous l'influence de la
putréfaction.

puisse consommer frais ; par contre le gibier vieux, faisandé, présente tous les inconvénients d'une viande putréfiée.

C'est avec raison qu'on a appelé le gibier une viande mélancolique : provenant de « pauvres bêtes toujours dans la crainte du danger et toujours pour-chassées » elle engendre des idées noires et de la mélancolie chez les personnes qui la digèrent mal en particulier chez les neurasténiques.

La viande cuite se corrompt-elle aussi vite que la viande crue et est-elle aussi nuisible ?

Tout dépend de son mode de conservation et de la température ambiante ; une fois corrompue elle est aussi nuisible que la viande crue, sinon plus, car, n'étant plus soumise à la cuisson avant d'être con-sommée, on ingère, avec les toxines, aussi les mi-crobes restés vivants. Ceux-ci vont se développer dans le tube digestif du consommateur et, selon la résis-tance de ce dernier, y produiront des troubles plus ou moins graves : diarrhée simple ou avec migraine, fièvre et affaiblissement extrême, jusqu'à simuler la fièvre typhoïde.

Le bouillon s'altère-t-il aussi aisément ? L'habi-tude d'en faire d'avance pour plusieurs jours est bien répandue pourtant ?

Le bouillon s'altère très vite. Il ne faut pas le con-server plus d'une journée en été et plus de quarante-huit heures en hiver.

Ce que vous venez de dire de la viande, s'appli-que-t-il également aux poissons ?

Parfaitement ; il est dangereux de consommer un

poisson ayant subi un commencement de putréfaction, car la décomposition se fait avec une rapidité extrême et il faut peu de temps pour le rendre impropre à l'alimentation.

Les poissons de mer, consommés à Paris, bien que paraissant très frais, contiennent déjà quelques produits nuisibles : il arrive, en effet, que des personnes supportant très bien le poisson pendant un séjour au bord de la mer, ne peuvent en manger à Paris, sans avoir des éruptions d'urticaire ou autres.

Ces personnes, qui constituent, pour ainsi dire, des réactifs très sensibles, démontrent la différence entre la digestion des poissons très frais et la digestion de mêmes poissons d'une fraîcheur moindre.

A ce propos, il est nécessaire d'ajouter que la chair altérée de certains crustacés : homards, langoustes, peut également causer des accidents d'intoxication.

A présent vous allez me parler du lait, beurre et œufs ?

Le lait est un liquide éminemment altérable et toute mère connaît les méfaits du lait altéré, dans l'alimentation des jeunes enfants [1].

Pour les adultes la fraîcheur et la pureté du lait influent considérablement sur sa digestibilité.

Habituellement contaminé par des micro-organismes, le lait en contient en d'autant plus grand nombre que le temps de sa traite est plus éloigné du moment de sa consommation.

La cuisson détruit les microbes, mais ne détruit pas leurs déchets. Crû ou cuit — il y a tout avan-

---

[1] Voir : *Le Nouveau-né*, par le Dr Auvard, Doin, éditeur.

tage à avoir du lait aussi frais que possible, soit comme boisson, soit pour la cuisine

Est-ce que ce sont également les produits microbiens qui sont nuisibles dans le beurre vieilli ?

Non, dans le beurre ce sont surtout les modifications chimiques, qu'il subit en vieillissant, qui le rendent irritant et indigeste. Cette décomposition chimique est toutefois le résultat de l'action des germes, provenant du lait et des moisissures d'origine atmosphérique. Les uns favorisent la production d'acides valérianique et butyrique qui communiquent au beurre, l'odeur du beurre rance, les autres amènent la mise en liberté d'acides gras volatils, très irritants pour le tube digestif.

Vous ne dites rien des fromages ?

L'ingestion des fromages très avancés n'est pas toujours inoffensive : il faut surtout se méfier des fromages mal conservés qui, au lieu d'être « avancés », sont en réalité « putréfiés ».

Quant aux œufs [1], je comprends que, mangés à la coque, il soit important de les avoir très frais, mais mangés en omelette, en pâte ou en pâtisserie?

Ce seront toujours des œufs plus ou moins pourris, contenant de l'hydrogène sulfuré, qu'on introduit dans l'estomac, et à ses détriments.

Ce qui rend souvent indigestes les pâtes et pâtisseries, les gâteaux et les sauces blanches, ce sont précisément les œufs dits « conservés » et altérés,

---

[1] Par suite de la porosité des coquilles, il est important de faire cuir les œufs dans une eau parfaitement pure.

dont on se sert pour les préparer. Pour les estomacs sensibles ils sont une source d'irritation et d'intoxication digestives.

Le choix des œufs est très important pour les préparations appelées *crème fouettée* à la vanille, ou simplement *crème vanillée*. Lorsque celle-ci n'est pas consommée toute fraîche, elle se corrompt d'autant plus rapidement que les œufs ont été moins frais.

La présence de la vanille masque le goût des œufs et paraît favoriser l'altération de la crème. On connaît des cas d'empoisonnements par la crème vanillée altérée.

Comment reconnaît-on la fraîcheur des œufs ?

D'une part en les *mirant :* les œufs frais laissent passer la lumière à travers toute leur masse, tandis que les vieux œufs offrent des zones opaques.

D'autre part, en les plongeant dans l'eau salée[1] :

Les œufs frais, translucides, s'enfoncent dans l'eau ; les œufs ayant plus de six jours nagent à moitié ; les œufs pourris s'élèvent au-dessus de la surface de l'eau.

Quelles sont les altérations que peuvent subir les farines et le pain, en vieillissant ?

Les farines conservées plus d'un an sont moins bonnes pour la cuisson et la consommation par suite d'un certain degré de décomposition qu'elles subissent à la longue.

L'humidité est aussi, dans ce cas, l'ennemi des grains et des farines.

[1] Une cuillerée à soupe dans un litre d'eau.

A l'air humide les farines se *piquent*, et sont envahies par les moisissures. Leur odeur devient désagréable, leur saveur douceâtre et nauséeuse parfois.

Ce sont également les moisissures qui rendent le pain malsain quand il a vieilli, sans avoir été mis à l'abri de l'humidité.

Ces moisissures sont, les unes, inoffensives, — le pain en devient simplement désagréable de goût et d'aspect ; — d'autres peuvent amener de véritables empoisonnements.

Vous n'avez rien dit des inconvénients des légumes non frais ?

Les légumes verts ne sont sains que s'ils sont frais et juteux.

De conservation et d'un transport plus faciles, s'altérant moins vite à l'état de crudité, les légumes farineux risquent moins d'être utilisés et servis, *non frais* et avariés.

Il faut pourtant faire exception pour la pomme de terre :

Les pommes de terre vieilles et germées ou moisies doivent être rejetées de la consommation. Ingérées en certaine quantité, elles peuvent donner lieu à de véritables empoisonnements, qui se traduisent par des troubles digestifs, diarrhée, coliques, vomissements et par des troubles nerveux.

On attribue ces accidents à un poison, la *solanine*[1] qui s'accumule au niveau des germes et des rejetons

---

[1] La solanine est une substance toxique qui se trouve dans les plantes de la famille des solanées (la douce-amère, par exemple) et qui porte son action surtout sur le système nerveux. — Il paraît que ce poison existe aussi dans les parties vertes des pommes de terre nouvelles, des tomates et des aubergines, insuffisamment mûres.

des vieilles pommes de terre ou au niveau des taches grises des pommes de terre moisies.

II. — ALIMENTS INSALUBRES

Quels sont les aliments que vous faites rentrer dans la catégorie des « insalubres »?

Ce sont les aliments pouvant être rangés dans une de ces trois classes :

1° Aliments qui *de par leur origine*, peuvent devenir une source de maladie pour l'homme ;

2° Aliments dits « conserves alimentaires » *mal conservés ;*

3° Aliments toxiques, *à toxicité d'origine extrinsèque ;*

En d'autres termes, pour préciser davantage, les aliments suivants :

ALIMENTS DITS « INSALUBRES »

1. *La viande* provenant :
   a) D'animaux malades ;
      1) Morts d'affections non transmissibles à à l'homme.
      2) Atteints d'affections transmissibles à l'homme : 1. Tuberculose (pommelière). 2. Charbon. 3. Morve. 4. Rage.
   b) D'animaux à chair momentanément impropre à l'alimentation et même toxique ;
      1) Animaux surmenés.
      2) Poissons au moment du frai.
      3) Crustacés (huîtres, moules, écrevisses et mollusques), tenus dans des eaux stagnantes.

c) D'animaux habités par des vers-parasites transmissibles à l'homme.

2. Le *lait* contaminé ou provenant de vaches malades de tuberculose, de fièvre aphteuse.

3. Les *légumes* infectés par des eaux d'arrosage malpropres.

4. Les *céréales* (blé) mêlées de parasites, plantes toxiques : ivraie, nielle, ergot de seigle, verdet du maïs.

5. Les *conserves* avariées par suite de défauts dans l'un des divers modes de leur préparation.

6. Les aliments rendus *toxiques par l'addition* d'antiseptiques, en vue de leur conservation.

7. Les aliments rendus toxiques par contact avec :

1° Des ustensiles de cuisine de mauvaise fabrication.

2° Des boîtes de conserve soudées au plomb.

1° ALIMENTS D'ORIGINE MALSAINE

Comment faut-il se comporter vis-à-vis de la viande provenant d'animaux malades ?

En principe, il vaut mieux ne pas en manger.

Toutefois, si le cas se présente, on peut, *par une cuisson complète et prolongée* de cette viande, se garantir contre la contamination par les microbes dont la pullulation dans le tube digestif de l'homme pourrait aboutir à lui transmettre la maladie.

Deux choses sont, pourtant, à redouter dans un animal malade : les *microbes*, cause de la maladie, et *leurs produits* (déchets ou sécrétions), désignés sous le nom général de *toxines*, qui se répandent dans toutes les humeurs et les tissus de l'organisme attaqué par ces microbes.

Voudriez-vous expliquer maintenant pourquoi la chair des animaux non malades peut, à un moment donné, devenir impropre à l'alimentation et même toxique ?

La chair des animaux — mammifères autant que poissons — peut devenir impropre à l'alimentation, par suite de l'accumulation dans tout leur organisme de certaines substances sécrétées par ses cellules constitutives et appelées leucomaïnes (déchets de la cellule qui vit et travaille).

Les leucomaïnes[1] sont nuisibles pour l'organisme qui les élabore ; aussi, à l'état normal, sont-elles transformées au fur et à mesure de leur production.

Qu'elles soient produites en excès — lorsqu'un animal fait fonctionner un de ses systèmes trop activement — ou *qu'elles ne s'éliminent pas,* l'organisme tout entier s'en trouvera imprégné ; sacrifiée à un de ces moments, la chair de l'animal aura des propriétés plus ou moins toxiques.

Dans quels cas ces deux conditions préjudiciables se trouvent-elles réunies ?

La production des leucomaïnes en excès et leur non élimination, — l'animal étant surpris par la mort sans avoir eu le temps de les éliminer, — ont lieu chez les animaux *surmenés*, tels les bœufs amenés à l'abattoir, après leur avoir fait faire de longues courses, et abattus en pleine fatigue (excès de travail

---

[1] Leucomaïnes ou toxines physiologiques.

Il y a donc trois sortes de toxines élaborées dans l'organisme animal et préjudiciables à celui qui en consomme la chair :

1º *Ptomaïnes* — produites après la mort.
2º *Leucomaïnes* — produites pendant la vie.
3º *Toxines spéciales* — produites pendant la maladie.

du système musculaire), tel le gibier tué[1] après une pourchasse prolongée et dans un état de fatigue et d'angoisse extrêmes (excès de travail du système musculaire et nerveux), tels les chevaux exténués de fatigue, abattus après chute ou accident.

Pourquoi faut-il rejeter la chair des poissons au moment du frai ?

Parce qu'à l'époque du frai, la chair des poissons est malsaine et de mauvais goût ; elle renferme à ce moment des leucomaïnes particulièrement actives et nuisibles. Le fait est, par exemple, connu que la carpe, le barbeau et le brochet peuvent, au moment du frai, donner lieu à des effets purgatifs.

A quelles causes tient la nocivité des crustacés et des mollusques à certains moments ?

Elle tient au mode d'habitat de ces animaux, c'est-à-dire à la manière dont ils vivent et se nourrissent[1].

Les langoustes, les écrevisses parfaitement fraîches ont pu amener des accidents, dont l'explication a été trouvée dans un état inflammatoire de leur tube digestif.

Des moules ou des huîtres parquées dans des bassins à eaux malpropres, stagnantes, peuvent déterminer des accidents fort graves ; la preuve en

---

[1] Le gibier *faisandé* renferme par conséquent deux ordres de substances nuisibles : des leucomaïnes et des ptomaïnes.

[1] L'alimentation des animaux est en général importante pour la salubrité de leurs produits : ainsi le lait change de qualité selon la nourriture de la vache ; la volaille nourrie de grains est de qualité supérieure ; nourrie de détritus elle est mauvaise. La viande des lapins nourris de feuilles de belladone peut devenir toxique pour l'homme ; les œufs provenant des poules nourries de choses malpropres sont également mauvais.

est que, transportées dans une eau différente, elles perdent leur toxicité au bout de quelques jours.

C'est ainsi qu'on a observé une série considérable d'accidents à Wilhemshafen, près Kiel, en 1885 et 1887, à la suite d'ingestion de moules recueillies dans un des bassins de radoub du port.

Quelles sont les viandes parasitaires qui devraient être retirées de la consommation ?

Ce sont les viandes *trichinées* et les viandes *ladres.*

Qu'appelez-vous viande trichinée ?

C'est la viande d'animaux envahis par les *trichines*, petits vers filiformes, microscopiques, d'un millimètre de long, renfermés chacun dans une petite coque ou kyste, perceptible dans la viande sous forme d'un minuscule grain nacré.

La viande de porc est celle qui est susceptible d'être trichinée.

Le danger de la consommation de ces viandes réside dans la possibilité de contracter la *trichinose,* c'est-à-dire l'envahissement du système musculaire par les jeunes trichines, ce qui, chez l'homme, ne se fait pas sans accidents ; la mort peut même s'ensuivre.

Comment la trichinose se développe-t-elle chez l'homme?

En mangeant de la viande de porc, les vers se trouvent mis en liberté dans l'intestin par suite de la destruction de leur coque. Ils grandissent, se multiplient et ce sont leurs *embryons* ou jeunes trichines, qui, traversant les parois intestinales, vont émigrer et se fixer dans les muscles de l'homme (ou de l'animal) qui les héberge.

Si l'homme contracte la trichinose par la viande de porc trichinée, les porcs la contractent en mangeant des débris de viande de porc ou des rats infestés.

Comment se préserver de ces parasites ?

Le seul moyen, c'est de faire bien cuire la viande de porc ; il faut une température de 60° pour tuer les trichines. Il est utile de savoir à cet égard, qu'un jambon, soumis à l'ébullition pendant deux heures, n'atteint que 33° dans ses parties *centrales* ; il faut six heures de cuisson pour qu'il y atteigne 63°. Il est vrai que le salage et le fumage préalables diminuent ou détruisent même en une certaine mesure la vitalité des trichines, de sorte que la chaleur tant soit peu élevée suffit pour les faire périr.

L'habitude qu'on a en Allemagne de manger de la charcuterie crue est cause que la trichinose y est assez fréquente pour nécessiter l'établissement d'une surveillance spéciale des viandes de porc mises en vente, surveillance qui n'existe pas en France en raison des habitudes d'alimentation différentes.

Quelles sont les viandes que vous appelez ladres ?

Ce sont les viandes de porc et de bœuf envahies par les larves des vers qui, à l'état adulte, vivent dans l'intestin de l'homme, et sont connus sous le nom de vers solitaires ou tænia.

La cuisson de la viande suffit-elle pour prévenir la transmission du ver solitaire ?

Elle suffit, à condition que la température atteigne

70°, ce qui n'a pas lieu pour la viande de bœuf mangée saignante. D'ailleurs, la loi prescrit la saisie des viandes ladres.

Dans ces conditions, peut-on manger de la viande de bœuf crue sans craindre de prendre le tænia ?

Il vaut mieux, pour se mettre à l'abri de la contamination par ce parasite, avoir recours à la viande de mouton [1] toutes les fois que la viande crue ou le jus de viande crue sont indiqués.

Tænia et trichines, sont-ce là tous les parasites qui peuvent être communiqués à l'homme par la viande ?

Il existe encore une autre variété de ver solitaire transmissible à l'homme, qui est le botriocéphale. Ce sont les poissons qui servent d'habitat aux larves de ce ver. La chair du brochet, de la truite, de la lotte et de quelques autres espèces de saumonés en contient.

Quelles sont exactement les conditions qui font rentrer le lait dans la catégorie d'aliments insalubres de par leur provenance ?

Le lait est insalubre, lorsque, dès le moment de son émission, il se trouve contaminé par des microbes pouvant transmettre à l'homme la maladie, dont ils sont les agents.

Ces microbes peuvent avoir deux origines :

1) Soit la souillure du liquide par l'acte de la traite ;

2) Soit la vache elle-même atteinte d'une maladie

[1] Parce que le mouton ne contracte pas le tænia,

infectieuse transmissible à l'homme : tuberculose mammaire ou aphtes développés aux mamelles.

Dans le premier cas, c'est un défaut de surveillance et de tenue de la ferme qui est à incriminer, et on a vu toute la gamme des maladies infectieuses être transmise par ce mécanisme : la diphtérie, la tuberculose, la diarrhée, la fièvre typhoïde et la scarlatine.

Dans le second cas, c'est par suite de la maladie de l'animal que le lait devient dangereux ; les faits de transmission de la tuberculose et de la fièvre aphteuse par le lait de vaches qui en sont atteintes sont bien connus aujourd'hui.

Le danger du lait contaminé devient particulièrement grave lorsqu'il s'agit du lait destiné à l'allaitement artificiel des nourrissons.

Comment peut-on se mettre à l'abri du danger de contamination par le lait, véhiculant des germes des maladies transmissibles ?

Par la stérilisation [1] du lait, qui a pour but la destruction des microbes, germes des maladies infectieuses en question.

Vous conseillez donc de s'abstenir de la consommation du lait cru ?

Il est bon de s'abstenir de la consommation du lait cru toutes les fois que l'origine du lait est suspecte ou incertaine.

Lorsque la tenue de la ferme, fournissant le lait,

[1] La stérilisation peut être obtenue par l'un des procédés suivants : ébullition, pasteurisation, autoclave, bain-marie. Voir à ce sujet le chapitre de l'allaitement artificiel dans le livre : le *Nouveau-né*, par le Dr Auvard.

est d'une propreté irréprochable et que la surveillance sanitaire du personnel y est rigoureuse; lorsque l'inspection des bêtes d'étables y est faite d'une façon suivie, pour permettre d'éliminer à temps les animaux malades; lorsqu'on a la certitude que les vaches qui doivent fournir le lait sont soumises préalablement à l'épreuve de la *tuberculine*[1], alors, toutes ces garanties étant prises, on peut consommer le lait cru sans inconvénient.

A propos des légumes, vous incriminez les eaux d'arrosage. Y a-t-il de sérieux dangers d'arroser les plantes avec des eaux d'engrais, ainsi que c'est l'usage ?

Pour les légumes et les fruits destinés à être mangés crus, les eaux d'arrosage devraient être aussi pures que possible. En effet, si ces fruits ou légumes, tels que salades, fraises, framboises, ne sont pas lavés suffisamment avant d'être consommés, on risque d'ingérer avec eux les microbes, les germes et les œufs de parasites intestinaux déposés à leur surface par les eaux, lorsque celles-ci sont souillées de déjections, comme les liquides de vidange, les eaux d'égouts.

Le choléra, la fièvre typhoïde ont pu être transmis de cette façon, ainsi que les parasites intestinaux grossiers, tels les *ascarides*, les *oxyures*[2].

---

[1] La *tuberculine* est une substance spécifique extraite des cultures du *bacille de Koch*, et qui, injectée aux animaux tuberculeux, provoque chez eux une élévation de la température, révélatrice de la maladie.

[2] Les *ascarides* ou *lombrics* sont de gros vers ressemblant aux vers de terre; fréquents chez les enfants, ils ne se révèlent que par les troubles qu'ils provoquent ou lorsqu'ils sont expulsés avec les garde-robes; les *oxyures* sont de tout

Donc : bien laver les salades et les fruits avant de les manger [1].

2° CONSERVES ALIMENTAIRES AVARIÉES

Les aliments en conserve, avariés, ne sont-ils pas simplement des aliments ayant subi un commencement de putréfaction, comme tous les aliments non frais ?

Oui, c'est exact dans nombre de cas, mais ils peuvent en outre devenir le siège de décompositions particulières, qui ne s'observent qu'avec des aliments conservés à l'abri du contact de l'air, comme cela a lieu avec certaines viandes et poissons en conserves; d'où deux genres d'altérations : 1° putréfaction ou fermentation en présence de l'air; 2° fermentation à l'abri de l'air [2], toutes deux également dangereuses.

Pour le comprendre ne faut-il pas connaître les procédés usités pour obtenir la conservation des substances alimentaires. Quels sont-ils ?

On conserve les aliments par : 1, dessication ; 2, salage; 3, fumage; 4, enrobage; 5, stérilisation

petits vers blancs, très fins, comme des mites du fromage. Les ascarides résident dans l'intestin; les oxyures habitent dans la dernière portion du gros intestin, près de l'anus; ils sortent la nuit, causant des démangeaisons tout autour de l'anus.

[1] Pour toutes ces précautions, il y a un juste milieu à tenir : rechercher la propreté même dans l'alimentation, mais éviter de tomber dans l'excès qui pourrait devenir maladif.

[2] On les appelle fermentations *aérobies* (par des microbes ne vivant qu'en présence de l'air) et fermentations *anaérobies* (microorganismes ne vivant qu'à l'abri de l'air).

Procédés de conservation des substances alimentaires.

PROCÉDÉ	CONSISTANT DANS :	SUBST. ALIMENT. :	VALEUR NUTRITIVE	CONSERVATION	ASSOCIATION	
I. Dessication.	Exposition au soleil, en plein air ou à la chaleur artificielle : four ou étuve.	*Céréales.* *Graines de légumineuses.* *Fruits secs* (amandes, noix, avelines). *Fruits pulpeux* (pruneaux, figues, poires, pommes). *Légumes.* *Viandes.* Poudre de viande.	Non modifiée. Médiocre. Assez grande.	Excellente. De peu de durée.	Avec salage et fumage pour les viandes.	Procédé primitif, peu usité pour la viande, sauf en Amérique.
II. Salage.	Saupoudrage avec sel ou immersion dans la saumure.	*Viande* (porc). *Poissons* (hareng, maquereaux, morue, etc.). *Choux* (choucroute)	Diminuée (perte de sels phosphatés). Dessalage enlève principes nutritifs. Augmentée grâce à la fermentation.	De quelques mois. Insécurité. De quelques mois seulement.	Avec dessication partielle.	La saumure est une solution saturée de sel marin avec addition de salpêtre à 3 p. 100 de sucre.
Fumage.	Exposition à la fumée d'un feu de bois résineux (genièvre, sapin, hê-	*Viande* (bœuf, porc, langue, lard, jambon, saucissons). *Poissons* (hareng,	A peine amoindrie.	Très bonne lorsque complet et si salage préa-	Avec salage et dessication par-	Lors du fumage il y a pénétration de la viande par les pro-

IV. Enro...	[liquide non cor]ruptible pour mettre à l'abri du contact de l'air.	*Poissons* (sardines à l'huile). *Fruits* (confits, confitures). *Légumes.*	Augmentée grâce au sucre.	Très bonne si stérilisation parfaite.	[sation plus] ou moins imparfaite.	[graisse..hui]le. vinaigre, sirop de sucre.
V. Stérilisation.	Mise à l'abri de l'air dans boites de fer blanc, fermées hermétiquement après chauffage à la vapeur sous pression de 110° à 115°.	*Viande cuite*(boeuf) *Poissons* (thon. homard. sardines). *Légumes. Fruits. Lait* concentré.	A peine diminuée. Non modifiée. Modifiée mais grande quand même.	Parfaite.	Avec enrobage : eau salée. sucre huile.	Procédé excellent le plus répandu : connu comme : *boîtes de conserves.*
VI. Réfrigération.	Exposition à un froid intense (artificiel ou naturel) de —5°à —15°, puis conservation des substances congelées dans température de —0° à —5°.	Viande. Poissons.	Non modifiée.	La plus avantageuse pour la viande.	Avec salage pour quelques poissons.	Le froid ne tue pas les microbes, mais arrête leur activité et, par suite les fermentations.
VII. Antiseptisation.	Addition des substances dites antiseptiques plus ou moins toxiques ou nuisibles, selon les doses employées.	Viandes. Poissons. Lait, beurre, œufs. Légumes. fruits confits. Boissons (bière, vins. cidre).		Illusoire ou toxique.		Procédé interdit.

en boîtes ; 6, réfrigération ; 7, antiseptisation, ainsi que vous l'indique, avec les détails essentiels, le tableau à la page 58.

A quoi tiennent les deux ordres d'altération que peuvent subir les conserves ?

Tantôt à l'imperfection du procédé employé, tantôt à son exécution imparfaite [1].

Quant aux boîtes de conserves de viande ou de poissons — peut-on par l'aspect et l'odeur du contenu reconnaître qu'il est altéré ?

Lorsque la fermeture de la boîte n'a pas été parfaite et que son contenu a subi la putréfaction *aérobie* (fermentation en présence de l'air), son altération se révèlera par l'odeur et par l'aspect habituels aux produits putréfiés.

Dans les cas où la fermeture de la boîte a été hermétique et que son contenu, par suite d'une stérilisation imparfaite, a pu être envahi par les fermentations *anaérobies* (à l'abri de l'air) — son altération se reconnaîtra *avant l'ouverture même de la boîte ;* en effet, sous l'action des gaz développés à l'intérieur, le couvercle de la boîte se soulève et *bombe* vers l'extérieur, d'où l'indication importante de rejeter de la consommation toutes les boîtes de conserves *à couvercle bombé.*

[1] Pour plus amples détails sur ce sujet : Analyse des procédés, conditions de bonne conservation des aliments, leur stérilisation, les difficultés et défauts dans l'exécution — on consultera avec intérêt le travail du professeur Pouchet « Aliments et alimentation » dans l'*Encyclopédie d'Hygiène*. de Rochard, livre I, chapitre IV. On y trouvera également tous les détails concernant les aliments toxiques et frelatés, sur lesquels nous ne pouvons donner ici que quelques indications sommaires.

3° ALIMENTS TOXIQUES

Quant aux aliments toxiques par cause extrinsèque, vous rangez parmi eux, et en premier lieu, les aliments additionnés de quelque substance antiseptique, en vue de leur conservation. Y en a-t-il d'autres rentrant dans cette catégorie ?

Il y en a ; ce sont les aliments additionnés de matières colorantes ou de parfums artificiels dont la plupart sont des essences toxiques et sels à base de plomb, de mercure, d'arsenic et d'aniline. On en fait largement usage dans la confiserie, pour colorer et parfumer les fruits confits et les confitures, dans la fabrication des liqueurs de table, des vins sophistiqués.

Le danger de ces aliments s'accroît avec la fréquence de leur consommation.

Un usage déplorable à ce point de vue, c'est le reverdissage [1], au sulfate de cuivre, des légumes conservés ; bien que ce sel ne soit pas toxique, rien ne démontre qu'il soit complètement inoffensif aux doses auxquelles on l'ingère, en mangeant beaucoup de légumes verts en conserves.

Quels sont les inconvénients de ces additions de substances toxiques ? Peut-il en résulter réellement des accidents ?

Des accidents graves, ayant suivi immédiatement la consommation des aliments ainsi dénaturés, n'ont pas été observés ; mais ce qui peut en résulter, c'est

---

[1] La haute température, nécessaire à la stérilisation, fait jaunir les légumes verts.

un empoisonnement chronique, lent, du consommateur, par suite de l'ingestion quotidienne, bien qu'à faibles doses, des substances contenues dans ces divers aliments.

Quant aux substances antiseptiques, elles agissent d'une autre façon encore : étant bactéricides elles affaiblissent ou arrêtent l'activité des fermentations normales du tube digestif, et peuvent à la longue amener des troubles sérieux des fonctions gastro-intestinales.

Dans quelles conditions les aliments deviennent-ils toxiques par contact?

Lorsque dans la fabrication des récipients, servant à la cuisson ou à la conservation des aliments, entrent des métaux toxiques, susceptibles de se laisser attaquer et dissoudre par les sels, acides et corps gras contenus dans les aliments.

Quels sont ces métaux?

Ce sont le plomb, le zinc et l'arsenic qui, à titre d'impureté, accompagnent l'étain et les métaux usités pour la fabrication des ustensiles culinaires.

Quelles sont alors les matières inoffensives et bonnes pour la fabrication de ces ustensiles?

La faïence, la porcelaine, le verre — d'une part, et d'autre part le fer, la fonte (ou tôle), non étamés, ni émaillés, le cuivre, et surtout le nickel et l'aluminium, enfin l'alliage de cuivre et de nickel.

III. — ALIMENTS FRELATÉS

Qu'est-ce qu'on appelle exactement aliments frelatés?

Un aliment est frelaté :

1° Quand il contient une substance étrangère à sa composition naturelle ;

2° Quand il contient en quantité anormale une substance qui entre dans sa composition :

3° Quand sous son nom est vendue une substance toute différente, mais rendue analogue d'aspect, de saveur et d'odeur, grâce aux manipulations qu'on lui a fait subir.

Les aliments susceptibles d'être falsifiés ou frelatés, sont-ils nombreux ?

Actuellement on ne sait plus où s'arrête la fraude alimentaire. On falsifie jusqu'aux fruits crus — en leur injectant des essences de parfums et en les colorant à l'extérieur — et on va jusqu'à fabriquer de toute pièce le café torréfié, en grains.

Pourriez-vous nous décrire en quoi consistent les falsifications des aliments les plus usuels ?

Bien que très intéressants à connaître, les détails de la fraude alimentaire nous entraîneraient trop loin ; il suffit d'être mis en garde contre elle.

Pourriez-vous donner quelques exemples des troubles de la santé imputables particulièrement à la falsification des aliments ?

Ce sont d'une part des troubles digestifs, tels qu'on les observe avec du lait frelaté, des confitures artificielles, des sirops et sucreries falsifiés.

D'autre part ce sont des troubles digestifs et généraux, véritables empoisonnements chroniques, qui suivent l'usage continu des vins frelatés, des eaux-de-vie et liqueurs, fabriquées avec toute espèce d'alcools, *excepté avec de l'eau-de-vie de vin.*

La gravité de l'abus des vins, des eaux-de-vie et des liqueurs résulte en grande partie de la nocuité des alcools de mauvaise qualité qui servent à la sophistication de ces boissons.

CHAPITRE III

ALIMENTS EN GÉNÉRAL

SOMMAIRE

ALIMENTS EN GÉNÉRAL

CHAPITRE III

ALIMENTS EN GÉNÉRAL

1° Digestibilité des aliments

Avant de parler du choix des aliments, ne serait-il pas bon d'en connaître préalablement le degré :
1° De digestibilité ;
2° De valeur nutritive ?

C'est très exact; pour savoir ce qu'on fait en fixant son choix sur un aliment donné, il est nécessaire d'en connaître la digestibilité et la valeur nutritive.

Toutefois en ce qui concerne la *digestibilité* des aliments on ne peut donner, en l'envisageant d'une façon générale, que des indications approximatives; toute précision, toute affirmation absolue à cet égard étant une *illusion*.

Quelle en est la raison ?
La raison en est, que la digestibilité d'un aliment dépend de trois conditions :
1° La nature ou structure de la substance alimentaire;
2° La façon dont elle est préparée;
3° L'état des fonctions digestives de l'individu qui la consomme.
Or, si l'on peut tirer des conclusions définitives

Table de la digestibilité des aliments.

	FACILES A DIGÉRER	VARIABLES	INDIGESTES
Lait pur	Cru ou cuit, froid ou chaud.	Petit lait.	Lait caillé. crèmes crues.
Œufs	A la coque peu cuits, brouillés, au lait, au jambon, soufflés.	Sur le plat. en omelette.	A la coque. très cuits, durs.
Viandes	Poulet, poule. (le blanc). pigeon jeune. sarcelle. gibier d'eau, caille et gibier de volume inférieur, gibier jeune et tendre. frais. Agneau. veau, chevreau, mouton cru, rapé. Filet de bœuf maigre, jambon cuit. côtelettes d'agneau. ris de veau, cervelles. langue de veau. tête de veau.	Dinde, pintade. pigeon. Bœuf (rôti ou grillé). Mouton id. Foie de veau. rognons.	Oie. canard. bécasses, perdrix, gros gibier. lapin de garenne. sanglier, lièvre. chevreuil. Viandes noires, porc. pâtés de foie, charcuterie. gibier faisandé, rillettes. Salaisons, viandes fumées. en conserves, foie gras.
Poissons	Poissons de mer maigres, sole. merlans, truite, dorade, limande. perche. bar, églefin. carrelet, barbue.	Brochet. carpes. sardines. harengs. poissons fumées et marinés.	Poissons gras. esturgeon .anchois, morue, anguille, saumon. maquereau. thon. Friture, matelote.
Mollusques	Huitres.	Moules.	Escargots.
Crustacés		Ecrevisses. crevettes	Langoustes. homards.
Fromages	Frais (de Gruyère, Chester).		Faits, gras. déliquescents.
Beurre	Frais.	peu cuit. huile d'olive.	Beurre noir, graisse. lards.
Légumes secs	Pois. lentilles. flageolets en purée, passés au tamis.		Haricots avec enveloppes, fèves.
Légumes frais	Haricots verts, céleris, salsifis, choux-fleurs (sans côtes), artichauts, épinards. chicorée. endives, salades cuites, oseille. pommes de terre en purée. à l'anglaise, sautées au beurre.	Asperges, salades crues. tomates, carottes. choux ordinaires.	Radis. navets, betteraves, choux-raves. choux de Bruxelles. champignons. concombres. pommes de terre frites, légumes en salade, artichauts crus.
	Pêche, raisin, poires, pommes.	Cerises, prunes, gro-	Noix amandes figues sèches

	riz (très cuit), sarrasin.		
Pain	Blanc, rassis. grillé. croûte de pain, biscottes, grisini.	Frais.	Chaud. peu cuit. mie de pain.
Pâtes fines	d'Italie, vermicelle. nouilles (dans potages. au lait, ou cuits à l'eau et sel. servis au beurre frais).		Macaroni et toutes pâtes avec beurre et fromage, au gratin.
Excitants	Café de Malt, Maté. Thé léger.	Café. vins purs. Bière. cacao.	Thé fort. vins, liqueurs. bières, cidres. vinaigres.
Condiments	Echalottes dans sauces blanches et blanquettes. sel en quantité modérée. cannelle, vanille, citron. fleur d'oranger.	Oignons. cornichons. persil. thym. safran.	Ail. pickles. truffes. moutardes, cornichons. raifort, laurier basilic. pimprenelle. câpres. civette, poivre, gingembre, piment. cumin. fenouil. anis, coriandre. clous de girofle. marjolaine. noix de muscade.
Mets préparés Soupes :	Potages au lait. au bouillon dégraissé. soupes *maigres* aux légumes. potiron. farines, avec purée et jaune d'œuf.	Chocolat.	Soupes relevées. épicées. ragoûts. friture. vol-au-vent, potages avec mie de pain.
Sauces	Blanche et blanquette, beurre fondu.	Jus de viande gras.	Toutes les sauces compliquées et très épicées.
Crèmes	Cuites, liquides. renversées. œufs au lait, lait de poule.		
Gâteaux	Biscuits à la cuillère. Gâteaux secs.	Glaces.	Puddings. pâtisseries grasses, très sucrées; petits fours. dragées, gâteaux aux amandes. entremets variables.
Boissons	Eau de source. eaux minérales très peu minéralisées. Infusions chaudes peu sucrées. Vin léger, eau rougie.	Café en petite quantité dans du lait.	Boissons frelatées.

de la connaissance de deux premières conditions, on ne peut pas prévoir la troisième, car :

« *A chacun son estomac* ».

Ne pourriez-vous pas néanmoins, à titre de point de repère, nous indiquer une table d'aliments dressée selon leur digestibilité — approximative — généralement admise ?

Je la donne à la page 68, avec la restriction, toujours, qu'il n'y a rien d'absolu à cet égard, ni pour tous les individus, ni pour la même personne à des époques différentes de sa vie.

En effet, rien de plus capricieux, de plus changeant et protéiforme que la capacité digestive des estomacs.

Tantôt ce qui paraît de digestion aisée pour l'un, est lourd et indigeste pour l'autre.

Tantôt, tel aliment réputé indigeste, sera parfaitement digéré par un estomac ne supportant pas des aliments bien plus légers.

Tantôt un aliment digéré aujourd'hui ne le sera plus quelque temps après.

L'estomac est un véritable caméléon, et lorsqu'il se modifie, il faut modifier son régime, sous peine de souffrir.

2° VALEUR NUTRITIVE

Quant à la valeur nutritive des aliments, est-elle aussi difficile à indiquer exactement ?

Du tout ; dépendant de la *constitution* et de la *composition* de la substance alimentaire, on peut l'apprécier sans tenir compte de l'individu qui la consommera, bien que le fait soit indéniable qu'une substance est d'autant plus nourrissante qu'elle est mieux digérée et assimilée.

Puisque connaître la composition d'une substance alimentaire, c'est connaître sa valeur nutritive, comment doit être composé un aliment pour être nourrissant ?

Naturel, ou sous forme d'un mets préparé, un aliment est nourrissant lorsqu'il renferme les substances primordiales nécessaires d'une part :

1° A la nutrition ;

2° Au fonctionnement de l'organisme ;

et, d'autre part :

3° Au travail que celui-ci doit produire.

Quelles sont ces substances primordiales, destinées à compenser les pertes et à subvenir aux besoins et dépenses de l'organisme vivant ?

Ces substances sont :

1° Les albuminoïdes (par exemple le blanc d'œuf) ou corps azotés ;

2° Les sucres et les féculents (par exemple sucre de canne, amidon, dextrine), ou hydrates de carbone ;

3° Les graisses.

Ces substances [1] contiennent les éléments simples,

---

[1] Les sucres, féculents et graisses ne renferment que l'hydrogène, l'oxygène et le carbone — donc trois éléments ; on les appelle corps *ternaires* (CHO).

Les albuminoïdes renferment par contre, l'azote en plus de ces trois éléments : aussi les appelle-t-on substances *azotées*, substances *quaternaires* (CHOAz).

La différence entre les hydrates de carbone et les graisses réside dans la proportion de l'hydrogène par rapport à l'oxygène ; cette proportion est de 2 à 1 pour les hydrates de carbone, elle est supérieure pour les graisses.

Enfin, rappelons que hydrogène, oxygène, carbone et

primitifs, entrant dans la constitution de tout être organisé, et qui sont :

Le carbone, l'hydrogène, l'oxygène et l'azote, en résumé : CHOAz.

De ces substances :

Les albuminoïdes ou substances azotées sont destinés à subvenir à la nutrition :

a. Usure des organes et tissus.

b. Croissance des organes et tissus.

Les sucres, les féculents et les graisses sont destinés à subvenir aux dépenses :

a. Du *fonctionnement de l'organisme* : chaleur, travail des organes et des viscères.

b. Du *travail de l'organisme* : système musculaire, système nerveux.

Pour être nourrissant, un aliment peut-il renfermer n'importe quelle proportion de corps azotés, féculents et gras ?

Non. On considère comme plus nourrissants les aliments qui contiennent davantage de corps *azotés*, que les aliments qui en contiennent moins. Aussi place-t-on le lait, les œufs, la viande, les céréales et les graines de légumineuses, très riches en substances azotées, parmi les aliments de grande valeur nutritive.

D'après M. Pouchet[1] les substances azotées doivent constituer la *trame* de l'alimentation ; ce sont elles qui concourent à la formation et à l'entretien de l'ossature, de la charpente fondamentale de l'orga-

azote sont des éléments gazeux, dont les combinaisons entre eux ou avec d'autres corps élémentaires, vont constituer les liquides, solides et gaz remplissant l'univers.

[1] Communication orale, décembre 1902.

nisme ; les autres aliments sont les *fils* avec lesquels on peut broder sur cette trame fondamentale indispensable ; pourvu que la trame, le canevas, soit de bonne qualité et en quantité suffisante, le tout résistera : la disposition des fils a moins d'importance, elle peut sans inconvénient varier au gré des circonstances.

Mais de même qu'on ne peut vivre sans ingérer d'azote, par l'intermédiaire des corps azotés ou albuminoïdes, on ne peut pas non plus vivre uniquement de ces corps : la mort s'en suivrait, comme l'ont démontré des expériences faites sur des chiens ; nourri uniquement de viande dégraissée, un chien périt au bout de quarante jours.

Aussi est-il *indispensable* d'adjoindre aux aliments riches en substances azotées, des aliments contenant des corps féculents ou gras. Ces aliments peuvent être considérés comme les *compléments nécessaires* des aliments très nourrissants ; ils possèdent par conséquent aussi une valeur nutritive importante, à condition *d'être combinés* aux premiers.

Il en résulte, que l'usage de composer le menu d'un repas avec plusieurs mets différents est parfaitement rationnel : la viande, le pain, les légumes, les fruits, — chaque chose fournit quelques-unes des substances nécessaires au soutien de l'organisme.

De ces trois ordres de substances appelées corps azotés, féculents et gras, en quelle quantité et en quelle proportion est-il indispensable d'en ingérer par jour ?

Pour chaque organisme, la quantité et la proportion des corps azotés, féculents et gras, constituant pour ainsi dire sa triade alimentaire, doivent correspondre à ce qu'on appelle sa *ration alimentaire*.

Qu'entendez-vous par ration alimentaire?

On entend par ration alimentaire la quantité de nourriture indispensable à l'individu par vingt-quatre heures, et composée de façon à équilibrer les dépenses de son organisme, c'est-à-dire que si

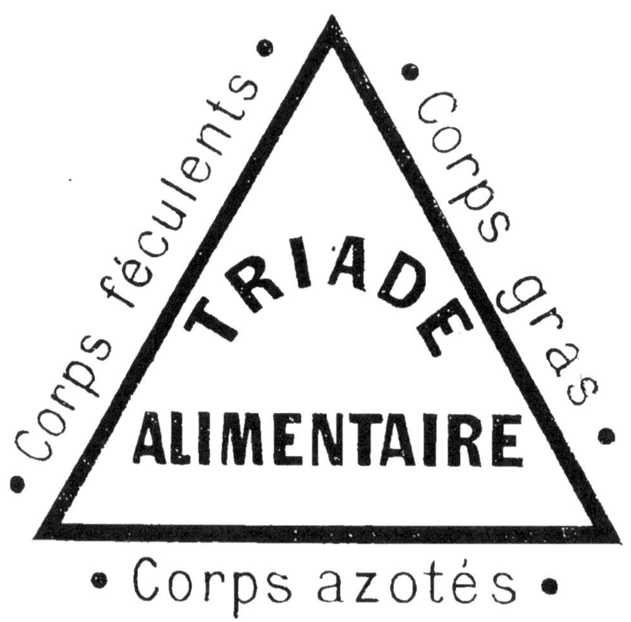

Fig. 1.

elle n'était pas réalisée, le poids du corps diminuerait. Ainsi comprise, la ration alimentaire journalière est dite d'*entretien*.

Cette ration d'entretien varie selon les individus, le climat, la classe sociale, l'âge [1], et surtout selon le travail produit.

[1] Les enfants et adolescents ont besoin de relativement plus de nourriture que les adultes, parce qu'ils ont non seu-

On distingue par suite :

La ration de repos.

La ration de travail.

La ration de croissance,

dont on modifie la composition (la proportion relative de chaque élément de la Triade alimentaire), selon le climat (pays froid ou chaud), selon le genre du travail (travail musculaire ou intellectuel), selon le genre de vie (actif ou sédentaire).

En principe, toutes choses égales d'ailleurs, la ration de travail et la ration de croissance doivent être plus considérables que la ration de repos.

Comme point de repère, il est bon de connaître la ration d'entretien pour un homme adulte au repos.

Elle est : Substances azotées, 110 grammes; sucres et féculents, 500 grammes; graisses, 50 grammes.

En d'autres termes : viande 125 grammes; pain, 300 grammes; pommes de terre, 300 grammes; beurre, 50 grammes.

Comment peut-on classer les aliments au point de vue de leur valeur nutritive ?

On peut les classer dans l'ordre suivant :

Aliments :

1. Complets.
2. Essentiels.
3. Complémentaires.
4. Accessoires ou minéraux organiques.
5. Excitants.

lement à subvenir à l'entretien de leur organisme, mais ils ont aussi à fournir les matériaux nécessaires à la croissance de leurs tissus et organes.

      6. Complexes.

      7. Inorganiques.

Voudriez-vous expliquer ce que vous comprenez exactement par chacune de ces sept catégories d'aliments et en indiquer quelques exemples?

Tout aliment, qui renferme les substances de la *Triade alimentaire*, en proportions nécessaires à la vie d'un organisme, est, par là même, suffisant à constituer *tout seul* la nourriture d'un être vivant. C'est ce qu'on appelle un aliment *complet;* c'est le cas du lait et des œufs.

Les aliments *essentiels* renferment une forte proportion de substances azotées — avec de la graisse et un peu de sucre, tels les viandes, les fromages, — ou avec beaucoup de sucre et d'amidon (les féculents), telles les céréales, les graines de légumineuses.

Ces aliments, riches en azote, sont excellents pour donner de la force et de la résistance. L'alimentation étant impossible sans eux (en l'absence du lait et des œufs) ils doivent donc faire partie essentielle de tout régime.

Après les aliments essentiels vous allez nous parler des aliments complémentaires?

Les aliments *complémentaires* sont nutritifs, mais insuffisants par eux-mêmes. Ne contenant que peu ou pas d'azote, ils ne peuvent pas constituer l'aliment unique — telle la graisse, ni l'aliment principal, tels les fruits, les racines et tubercules, les pommes de terre par exemple, sans amener des troubles dus à l'insuffisance de nourriture, constituant une sorte d'inanition chronique — *starvation* des Anglais [1].

---

[1] La misère, la disette engendrent de ces troubles.

Par contre, associés aux aliments complets et essentiels, leur valeur nutritive devient très grande. Le beurre, le lard, l'huile comestible, les pommes de terre, châtaignes, salsifis, fécules exotiques, etc. font partie de cette catégorie.

Quels sont les aliments accessoires ?

Les aliments *accessoires* ne peuvent en aucune façon constituer la part principale de l'alimentation. Leur valeur nutritive est peu élevée, car ils ne renferment qu'en proportions très faibles les éléments de la Triade alimentaire. Néanmoins il faut autant que possible les associer aux aliments précédents à cause de leur richesse en sels minéraux dont l'organisme a également besoin. A cet égard, les *légumes herbacés* qui constituent cette catégorie, ainsi que les *fruits*, pourraient être appelés *aliments minéraux*.

Les aliments excitants sont-ils nourrissants ?

Ils n'ont pas de valeur nutritive directe, ils sont même nuisibles — comme certains condiments, épices et boissons alcooliques, — ou d'une utilité relative — tels le vin et les boissons aromatiques, thé, café.

Qu'appelez-vous aliments complexes ?

Les aliments *complexes* sont les *mets préparés*, dont la valeur nutritive est variable et dépend de la qualité et de la digestibilité des matières premières dont ils sont constitués. Les soupes, le chocolat, les ragoûts, etc., font partie de cette catégorie.

Quels sont les aliments inorganiques ?

Ce sont les aliments du règne minéral — c'est-à-

Table d'aliments d'après leur valeur nutritive.

ALIMENTS			ORDRE DE VALEUR NUTRITIVE	VI. — ALIMENTS COMPLEXES
I. — COMPLETS			Lait pur — concentré — — écremé Kéfir Koumys, Galazyme (lait de Champagne).	Lait en soupe, en chocolat. Crèmes au lait et aux œufs.
			— petit-lait — lait de beurre Crème.	
			OEufs de poule. — de cane. — d'oie. — de dinde. — de vanneau. — de pintade. — [de poisson (caviar)].	Crème américaine. OEufs à la coque. OEufs brouillés au lait, au beurre, au jambon. OEufs sur le plat. Omelettes aux herbes, au jambon, au lard, au rhum, au sucre. OEufs à la neige.
II. — ESSENTIELS	Viandes noires.	Gibier	gros Chevreau, lièvre jeune, lapin de garenne, lièvre, chevreuil, sanglier. Petit Sarcelles, cailles, mauviettes bécasses, perdrix, bécassines, alouettes, merles, pigeons, faisans, canard sauvage.	
	Viandes rouges.	Boucherie Volaille	Bœuf, mouton, cheval, porc. Oie, canard.	Pot-au-feu. Bouillon avec une pâte alimentaire.
	Viandes	Boucherie	Veau, agneau, lapin domestique. Jambon (maigre du).	Bouillon en potage gras. Ragoût.

II. — ESSENTIELS (*suite*)

Viandes travaillées.	Pâtés Charcuterie Salaisons.	Pâtés de viande, Pâtés de foie. Viandes salées, viandes fumées.
Poissons frais.	à chair grasse.	Sardine, hareng, maquereau, anguille, anchois.
	à chaire jaune.	Truite, truite saumonée, esturgeon, saumon, thon, sterlet.
	à chair blanche maigre.	Sole, merlan, turbot, dorade, carrelet, limande, barbue, perche, bar, rouget, alose, raie carpe, brochet, églefin, mulet, morue.
En conserves.	à l'huile.	Sardines, harengs saurs, thon, anchois.
	marinés.	Harengs, anchois.
Salaisons.	salés.	Harengs, anchois, morue, maquereau.
	fumés.	Harengs, sardines, spratts d'Ecosse, kippers, saumon, anguille.
Crustacés.		Homards, langoustes, écrevisses, crevettes, crabes.
Coquillages		Huitres, moules, escargots.
Batraciens		Grenouille verte, tortue.

Table d'aliments d'après leur valeur nutritive.

ALIMENTS			ORDRE DE VALEUR NUTRITIVE	VI. — ALIMENTS COMPLEXES
II. — ESSENTIELS (suite).	Fromages	gras.	Parmesan. Gruyère. Brie. Camembert. Neufchâtel, Hollande, Chester. Limbourg. Roquefort.	
		frais.	blanc. demi-sel, à la crème.	
	Légumineuses Graines.		Lentilles, haricots blancs. flageolets, pois commun, pois chiches, fèves, feverolles, gourganes.	En purée, entiers. bien cuits. En soupes maigres, au lait ou au beurre.
	Céréales.		Froment, seigle, avoine. maïs. orge. sarrains. riz. millet. 1. Farines de froment. de maïs.	Pâtisserie grasse. biscuits. gâteaux secs. soupe pollenta. galettes de maïs.
	Formes :		2. Pain de froment. de seigle. de froment avec maïs ou avec seigle. 3. Pâtes comestibles : vermicelle. nouilles. pâtes d'Italie. macaroni. 4. Semoules de froment. de riz. d'orge perlé. 5. Gruaux de froment, d'avoine, de sarrasin. 6. Grains entiers de riz, de millet. 7. Farines maltées d'orge. de seigle, d'avoine. de froment.	Soupes, potages, entremets. puddings. gâteaux. Potages. soupes.
	Fruits-graines.		Noix. amandes. noix de coco. graines de cacao.	Chocolat. gâteaux aux noix, aux amandes.
III COMPLÉ.	Beurre.		Beurre. Crème naturelle.	

III. — COMPLÉMENTAIRES *(suite)*	Farineux.	Fruits..		Marrons (châtaignes).	Soupes, potages, entre-mets.
		Légumes.	Tubercules.	Pommes de terre.	
			Rhizomes ou racines.	Patates douces. Ignames. Cerfeuil bulbeux.	
		Fécules.		Tapioca. Arrow-root. Sagou. Salep. Racahout.	
	Sucres.	Sucre de canne, de betterave. Miel. Fruits sucrés. — Dattes, figues, bananes. Légumes sucrés. — Betteraves, carottes.			
IV. — ACCESSOIRES. (MINÉRAUX ORGANIQUES)	Légumes herbacés.	1. Azotés.		Choux-fleurs, asperges, cresson, choux, choux-raves, choux de Bruxelles, champignons.	
		2. Salins.		Salsifis, endives, salades cuites, (laitue, romaine, escarolle, chicorée, mâche, barbe, pissenlit), haricots verts, petits pois, artichauts, poireaux, céleris, potiron, navets, carottes, betteraves.	
		3. Acides.		Epinards, oseille, tomates, jeunes pousses d'asperges, rhubarbe en branches, radis, melons, concombres.	

Table d'aliments d'après leur valeur nutritive.

ALIMENTS			ORDRE DE VALEUR NUTRITIVE	VI. — ALIMENTS COMPLEXES
IV. ACCESSOIRES (MINÉRAUX ORGANIQUES) *(suite)*		Fruits.	Pêches, mandarines, oranges, raisin, abricots, fraises, pommes, poires, cerises, prunes, framboises, groseilles, nèfles, coings, grenades, myrtilles, citron.	Compotes de fruits, confitures. Entremets aux fruits.
V. — EXCITANTS	Digestifs.	Epices.	Moutarde, câpres, poivre, gingembre, piment, cumin, fenouil, anis, coriandre, clous de girofle, marjolaine, noix de muscat, safran.	Sauces épicées. Sauces vinaigrées. Sauces pimentées. Sauces composées, grasses. Sauces blanches. Mayonnaises. Vol-au-vent.
		Condiments.	Oignons, échalottes, civette, persil, cerfeuil, sariette, ail, pickles, truffes, estragon, cresson, cornichons, raifort, laurier, basilic, pimprenelle, thym, mélisse, menthe, sauge, vinaigre.	
	Nerveux.	Parfums.	Cannelle, vanille, fleurs d'oranger, citron, essences parfumées, coings, ananas, eau de rose.	
		Alcooliques.	Vin, bière, cidre. Liqueurs alcool., eaux-de-vie.	
		Aromatiques — excitants.	Thé, café, maté.	
		— digestifs.	Camomille, fenouil, anis.	
VII. INORGANIQUES			Eau de source. Eaux minérales.	

dire des solutions des sels — l'eau de source simple,
les eaux minérales et quelques médicaments tels que
fer, iode, phosphates, solutions arsénicales, sels de
chaux, etc., qui, lors d'un usage prolongé, agissent
presque à titre d'aliments.

*Vous venez d'indiquer la valeur nutritive des ali-
ments d'une façon générale ; pourtant dans chaque
catégorie d'aliments il doit y en avoir qui sont plus
nourrissants les uns que les autres, comment s'y
reconnaître ?*

En vous rapportant à la table, page 78, vous trouverez tous les aliments rangés dans chaque catégorie, d'après l'ordre décroissant de leur valeur nutritive.

Vous y remarquerez de plus, en comparant cette
table avec celle de la page 68, que la valeur nutritive d'un aliment ne va pas toujours de pair avec sa
digestibilité, et réciproquement.

CHAPITRE IV

ALIMENTS EN PARTICULIER

SOMMAIRE

ALIMENTS EN PARTICULIER

CHAPITRE IV

ALIMENTS EN PARTICULIER

La digestibilité et la valeur nutritive des aliments en général étant connues, — sachant, grâce à la classification, comment les combiner pour établir un régime suffisant — ne vous reste-t-il plus, maintenant, qu'à indiquer sur quoi se baser dans le choix des aliments, convenant à une personne donnée ?

Ces notions générales ne suffisent pas, pour savoir se guider dans le choix des aliments en vue d'un régime individuel. A cet effet il importe de connaître encore quelques détails concernant l'utilité et la convenance de chacun d'eux en particulier.

C'est cette étude des détails qui va être le sujet de ces deux chapitres (IV et V), sous le nom de « Aliments en particulier ».

Vous passerez alors en revue la plupart des aliments pour donner une idée de chacun quant à sa valeur dans l'alimentation en général ? Quel ordre suivrez-vous dans l'exposé de ces détails complémentaires ?

L'ordre suivi dans cet exposé sera celui de la classification des aliments en sept catégories, mentionnées précédemment. Nous commencerons donc par les aliments complets, et notamment par le *lait*.

1° Aliments complets

Le lait est un aliment des plus nourrissants et des plus digestibles — l'est-il dans tous les cas ?

Le lait de bonne qualité est très nourrissant et c'est un aliment idéal, à la condition d'être bien digéré. Facile à digérer le plus souvent, il est des cas, — exceptionnels il est vrai, — où le lait n'est pas toléré. Je connais ainsi deux personnes auxquelles il suffit de prendre quelques cuillerées de lait, pour être extrêmement malades : le lait mal digéré agit à l'instar d'un poison — mais ce sont des cas de susceptibilité particulière, très rares.

Comment faut-il prendre le lait de préférence : cru ou cuit, froid ou chaud?

Il n'y a point de règle fixe à cet égard.

Certains estomacs digèrent mieux le lait cru, d'autres le lait cuit.

Il en est de même de la température : les uns supportent mieux le lait chaud, d'autres le lait froid.

Enfin, il est des cas où le lait stérilisé seul, arrive à être toléré et digéré, tandis que le lait cuit ou cru ne l'est pas.

A chacun d'essayer et d'adopter ce qui lui convient le mieux.

Combien de lait faut-il prendre par jour?

Cela dépend de l'âge et des personnes.

Les enfants et les personnes âgées ont tout avantage à le prendre pur, sous forme de boisson, de un litre à un litre et demi au moins, par jour : pour les enfants, le lait fournit, sous une forme facile à absorber, une partie des matériaux nécessaires à leur croissance; pour les personnes âgées, le lait constitue un aliment donnant lieu au minimum de production de toxines par le tube digestif et aidant le mieux à l'élimination des produits nuisibles par les urines, ce qui est à considérer à l'âge où tous les organes d'élimination (foie et reins) fonctionnent moins bien.

Quant aux personnes adultes bien portantes, digérant bien, il leur suffit de prendre le lait combiné avec d'autres aliments (sous forme d'aliments complexes), tels que café au lait, chocolat, soupes au lait, potages, purées préparées avec du lait, crèmes, etc.

Le lait peut-il constituer une nourriture totale pour une personne adulte qui travaille ?

Oui, il le peut pendant un temps limité.

Pour les personnes malades, au repos, qu'on soumet au régime lacté, il suffit de faire prendre environ un litre et demi de lait par jour [1].

Une personne qui travaille doit en consommer un litre et demi jusqu'à deux, avec addition de 100 grammes de sucre.

Cette dose de sucre (à titre d'hydrate de carbone) est nécessaire pour fournir le supplément d'énergie pour le travail.

Toutefois, le régime lacté exclusif, continué pendant longtemps, constituerait un régime insuffisant,

[1] Au-dessous de un litre et demi le lait n'arrive pas à fournir les éléments de la Triade alimentaire en proportions nécessaires.

soit pour la croissance (enfants et adolescents), soit pour le travail (adultes).

Le régime lacté exclusif est un régime d'amaigrissement [1], — à l'encontre du régime lacté mixte, qui est un régime d'engraissement [2].

Est-il bon de prendre le lait aux repas, comme boisson?

C'est excellent, pourvu qu'on digère le lait pris ainsi, avec divers autres aliments.

En principe, le lait aux repas ne devrait être pris qu'associé au régime végétarien.

Bien des personnes qui prétendent de ne pas digérer le lait le doivent à ces associations — indigestes — du lait avec de la viande, du vin, des graisses et des épices.

Ce que vous dites du lait s'applique-t-il spécialement au lait de vache, ou peut-on étendre tous ces préceptes au lait de chèvre et d'ânesse?

Tout ce qui vient d'être dit s'applique aussi bien au lait de chèvre et d'ânesse qu'au lait de vache. Il suffit de se souvenir que le lait de chèvre est un peu plus nourrissant que le lait de vache, et plus gras, d'où sa digestion moins facile. Le lait d'ânesse est moins nourrissant, mais plus léger à digérer. En raison de son usage exceptionnel [3] il n'y a pas lieu d'insister ici sur sa composition.

---

[1] Lorsque le contraire s'observe, c'est qu'il s'agit de malades et que le lait est mieux utilisé (assimilé) que les aliments précédents.

[2] Aussi les personnes obèses, ou ayant tendance à engraisser, doivent s'abstenir de tout supplément de lait à leur nourriture habituelle. C'est la graisse du lait qui, en raison de sa facile absorption, contribue à augmenter l'obésité.

[3] Voir à ce sujet le chapitre « Allaitement » dans le *Nouveau-né*, du Dr Auvard.

Quels sont les produits dérivés du lait, outre le beurre et fromage, et dont on fait usage dans l'alimentation habituelle ?

Ce sont : la crème, le petit-lait et le lait de beurre. Ne représentant qu'une des parties constitutives du lait, ces produits sont de valeur nutritive minime, en comparaison avec celle du lait. La crème crue n'est pas toujours bien digérée ; en tous cas, cuite ou crue, on ne peut en prendre qu'en petites quantités, en raison de sa richesse en graisse.

Le petit-lait, ainsi que le lait-de-beurre, sont très rafraîchissants et agréables à prendre en été ; on les conserve habituellement dans des endroits frais, avant de les servir. Ce sont d'ailleurs des produits dont on ne peut faire usage qu'à la campagne. On évitera d'en consommer en même temps que des fruits crus.

Il existe, paraît-il, des laits alcoolisés ; vous n'en dites rien ?

C'est que leur usage est limité à leur pays d'origine ; partout ailleurs ils ne sont prescrits qu'à titre de médication spéciale.

Ces laits sont : le koumys[1], le képhir[2] et le galazyme[3] ou lait de Champagne.

[1] Le *koumys* est du lait de jument fermenté ; c'est un aliment usuel des tribus tartares et kirghizes habitant les steppes autour de la mer Caspienne. Le koumys contient de l'alcool, de l'acide carbonique et de l'acide lactique.

[2] Le *képhir* est, comme le koumys. du lait ayant subi la fermentation alcoolique grâce à un ferment spécial, seulement, c'est du lait de vache. ainsi transformé : il contient moins d'alcool que le koumys ; on le prépare partout en Europe, mais son pays d'origine est le Caucase.

[3] Le *galazyme ou lait de Champagne* est un lait fermenté sous l'influence d'une levure perfectionnée, levure *haute de*

Les laits fermentés sont très digestibles, et très bien supportés par les personnes ayant l'habitude de boire des alcools, ainsi que par celles, qui digèrent mal et qui sont sujettes aux douleurs d'estomac et aux vomissements, que ces laits paraissent calmer.

La valeur alimentaire des œufs est-elle aussi grande que celle du lait?

Comme le lait, les œufs sont un aliment très complet, sauf l'eau qui leur manque, — ce qui constitue leur infériorité vis-à-vis du lait.

Quels sont les œufs habituellement consommés?
Ce sont :
1° Les œufs de poule ;
2° Les œufs de cane ;
3° Les œufs d'oie ;
4° Les œufs de dinde ;
5° Les œufs de vanneau ;
6° Les œufs de pintade.
7° Les œufs de poisson constituant le caviar[1] — aliment de luxe.

Les œufs sont-ils plus nourrissants que la viande?
Non, à poids égal ils représentent un peu plus de la moitié de la valeur de la viande ; c'est-à-dire qu'un

grain, qui sert à la fabrication des alcools de bon goût. L'alcool dans ce lait se produit aux dépens du sucre dont on l'additionne exprès et non aux dépens du sucre propre du lait. Le lait de Champagne a l'aspect d'un lait mousseux, pétillant.

[1] Œufs de plusieurs espèces d'esturgeons ; aliment riche en principes assimilables et réparateurs ; sous le même volume, plus nourrissant que la viande de boucherie. (G. Pouchet, art. aliments in *Encyclop. d'hygiène*, livre II, chapitre I, p. 290.

œuf de poule, pesant 55 à 60 grammes équivaut à 25 ou 30 grammes de viande environ.

Néanmoins, c'est un aliment extrêmement utile à associer au régime habituel : sous un petit volume et sous une forme très assimilable il contient beaucoup de substances azotées, de graisse, de sels phosphorés et de fer.

L'œuf est très riche en lécithine ; il est presque aussi riche en phosphate que le fromage et contient plus de fer qu'aucun autre aliment.

Peut-on se nourrir uniquement d'œufs ?

Non, il leur manque l'eau — et les féculents, bien que la graisse de l'œuf puisse se substituer en partie au sucre et aux féculents [1].

Pour ingérer, avec les œufs, la quantité de substances azotées nécessaires, par jour, il en faut *quatre*. En ne prenant aucun autre aliment, il faudrait beaucoup plus d'œufs, pour fournir à l'organisme les autres principes alimentaires en proportions nécessaires, — mais alors on ingérerait les substances azotées en quantité trop considérable.

Par le dégoût que tout excès de ce genre provoque, la nature nous a imposé la variété, car elle veut la variété dans l'alimentation, comme en toutes choses.

Quelles sont les préparations usuelles qu'on fait subir aux œufs en cuisine ?

Ce sont, en fait de préparations les plus courantes et les plus simples :

[1] Le sucre et les féculents sont des hydrates de carbone. Ceux-ci et la graisse peuvent être substitués l'un à l'autre, grâce à la faculté de l'organisme d'en fabriquer l'un par l'autre ; c'est-à-dire qu'avec la graisse, l'organisme produit les hydrates de carbone dont il a besoin. Toutefois, c'est encore

1° Les œufs crus ;

2° Les œufs à la coque très peu cuits, cuits à moitié, très cuits (dits œufs durs) ;

3° Œufs brouillés ;

4° Œufs sur le plat ;

5° Omelettes aux herbes, au jambon, au lard, au rhum et au sucre.

Les œufs se digèrent-ils également bien sous n'importe quelle forme ?

Non, pour bien digérer les œufs il faut les manger très peu cuits.

Les œufs durs se digèrent difficilement et le blanc d'œuf durci est plus difficile à digérer que le jaune.

Aussi rangerions-nous à cet égard les préparations des œufs ainsi que suit :

1° Œufs à la coque très peu cuits ;

2° Œufs crus ;

3° Œufs brouillés très peu cuits ;

4° Œufs à la coque cuits à moitié ;

5° Œufs brouillés au beurre ;

6° Œufs brouillés au jambon ;

7° Œufs sur le plat peu cuits ;

8° Omelettes aux herbes, au jambon, au rhum et sucre ;

9° Omelettes au lard ;

10° Œufs durs.

Lorsqu'il s'agit de consommer beaucoup d'œufs, sous quelle forme agréable et facilement digestible peut-on les prendre ?

individuel : les uns brûlent mieux la graisse, d'autres utilisent mieux le suc et les féculents. Une dose double de féculents est nécessaire, comme équivalence à une quantité donnée de graisse.

	VIANDES BLANCHES	VIANDES NOIRES ET ROUGES	VISCÈRES
I VOLAILLE ET GIBIER	Poulet jeune, pigeon jeune, poule, dindon, pintade.	Petit gibier et gibier d'eau : Sarcelles, cailles, mauviettes, bécasses, bécassines, alouettes, merles, pigeons, faisans, perdrix, oie, canard, canard sauvage. Gros gibier : Chevreau, lièvre jeune, lapin de garennes, lièvre, chevreuil, sanglier.	
II VIANDES DE BOUCHERIE	Veau, agneau, lapin domestique.	Bœuf, mouton, cheval, porc.	Ris de veau, cervelle de veau ; langues de veau, de bœuf, tête de veau ; rognons de veau, de mouton ; foie de veau, de bœuf, de porc ; intestins (tripes), cœur, poumons.
III VIANDES TRAVAILLÉES	Jambon (maigre du).	Charcuterie, pâtés de viande, viandes en conserves, salaisons, viandes fumées.	Pâtés de foie.

Les formes les plus agréables, les plus simples et les plus digestives sont :

1° le lait de poule — (émulsionner deux jaunes d'œufs dans l'eau bouillante qu'on aromatise avec un peu de fleurs d'oranger).

2° la crème américaine — (battre deux jaunes d'œufs avec du sucre en poudre, aromatiser le tout avec un peu de rhum, d'eau-de-vie, ou avec un peu de vin d'Espagne, Xérès, Malaga) ;

3° Les œufs pochés dans du bouillon dégraissé ;

4° Les jaunes d'œuf dissous dans du bouillon dégraissé ;

5° Les œufs pochés dans de l'eau fraîche légèrement sucrée ;

6° Les œufs à la neige.

7° Les œufs au café — (un jaune d'œuf dissous dans du café sucré : café noir ou café au lait).

Les œufs sous une de ses formes peuvent constituer un *goûter* excellent : léger et nourrissant.

2° ALIMENTS ESSENTIELS

Quelles sont les viandes de consommation usuelle?

À la page 95, se trouve la liste de viandes, dont on a l'habitude de se nourrir.

Rangées en trois catégories, elles sont énumérées selon leur digestibilité approximative.

Vaut-il mieux manger la viande bien cuite ou saignante?

C'est surtout une affaire de goût.

L'estomac digère mieux ce qui excite l'appétit ; c'est la cuisson parfaite de certaines des substances azotées de la viande, qui lui donne sa saveur et son arome.

On admet cependant que le jus de viande encore saignante est plus fortifiant, plus tonique que le jus cuit.

Lorsqu'on recherche cette action particulièrement tonifiante de la viande, il est plus logique de la manger crue, ou de prendre du jus de viande crue.

Pourtant le rôti trop cuit et desséché est indigeste comme le sont les œufs durs.

La viande crue se digère-t-elle plus facilement que la viande cuite?

Elle se digère plus facilement à condition d'être finement divisée, *hachée* ou *râpée* [1].

Les substances albuminoïdes, n'étant pas durcies sont plus facilement digérées.

Enfin, en mangeant de la viande crue, on ingère une substance dissoute dans le suc de la viande, substance excitant fortement la nutrition, et qui se détruit sous l'influence de la chaleur.

C'est la raison pour laquelle, actuellement, on la conseille davantage aux personnes affaiblies qu'aux personnes digérant mal.

Cela explique aussi pourquoi la viande crue est trop excitante pour les personnes bien portantes.

La viande étant un aliment très nourrissant, il ne doit pas être mauvais d'en manger beaucoup?

Tout aliment qu'on digère bien ne fait jamais de mal pourvu qu'on ne le prenne pas en excès — car à côté de la qualité il y a la quantité.

---

[1] Afin de ne pas introduire dans l'estomac la trame celluleuse, ce qu'on appelle « le blanc » de la viande, qui, cru, se digère difficilement. Dans la viande cuite, la gangue indigeste se trouve désagrégée et transformée en gélatine par la cuisson.

— Tout excès trouble la bonne digestion et la nutrition.

Prise en quantité modérée et bien digérée — la viande devient nourrissante, ne produit dans le tube digestif qu'un minimum de toxines et ne cause pas d'irritation gastro-intestinale [1].

Lorsqu'on ne digère pas bien la viande ne vaut-il pas mieux s'en abstenir ?

En règle générale il faut s'*abstenir de ce qu'on ne digère pas.*

Pourtant, il ne faut pas rejeter toute viande en bloc.

La digestibilité de la viande variant d'une espèce à l'autre, ainsi que selon son mode de cuisson et de préparation, il est sage, si d'autres troubles de la santé n'existent pas, de les essayer successivement, avant de conclure qu'on ne la digère pas.

D'autres fois, il faut se demander s'il n'existe pas quelque défaut d'hygiène générale qui amène les mauvaises digestions, en particulier : manque d'exercice, fatigue physique, fatigue intellectuelle.

L'usage continu de la viande ne présente-t-il pas d'inconvénients au point de vue des toxines alimentaires [2] dont vous avez parlé plus haut ?

[1] L'inconvénient de la consommation exagérée de la viande, c'est l'introduction dans l'organisme d'un excès de substances azotées.

Celles-ci surchargent le sang de leurs produits de transformation incomplète qui sont l'acide urique et l'urée. Que leur élimination soit incomplète ou difficile, ainsi que cela a lieu chez les tempéraments arthritiques, l'acide urique et l'urée vont s'accumuler dans les tissus et organes et favoriseront le développement des maladies de nutrition des arthritiques : goutte, nervosité, coliques néphrétiques, coliques hépatiques.

[2] Voir pages 26 et 39.

La viande n'est toxique que pour ceux qui la digèrent mal ; quand on la digère bien elle est excellente.

Tant qu'on digère bien, et que tout l'organisme
fonctionne bien, l'usage de la viande n'engendre
pas plus de toxine que les autres aliments.

A ce même point de vue la préférence de la viande
blanche·à la viande rouge n'est pas motivée.

*N'avez-vous pas quelques remarques spéciales à
faire à propos de chaque espèce de viande énumé-
rée à la page 95 ?*

En effet il y a quelques remarques utiles à faire :

1° La viande blanche est plus facile à digérer que
la viande rouge ; aussi, même dans la volaille (poulet,
pintade, dindon), préférera-t-on les portions de
viande blanche pour les estomacs fatigués.

2° La viande de volaille, excepté l'oie et le canard,
est plus tendre et moins riche en graisse que la
viande de boucherie. La peau de la volaille, cuite ou
rôtie, de digestion moins facile, est à laisser de côté.

3° La viande des animaux jeunes a une trame
moins résistante, est moins dense, d'où sa digestibilité plus facile ; sa valeur nutritive est cependant
moindre.

4° Le gibier d'eau, les sarcelles, et le tout petit
gibier ailé, ainsi que les jeunes lièvres, frais, se
digèrent facilement et sont plus nourrissants que la
viande de volaille.

5° Nous avons déjà parlé des inconvénients du gros
gibier faisandé [1].

6° La viande de boucherie est plus ou moins facile
à digérer et plus ou moins nourrissante selon les
morceaux choisis.

[1] Voir pages 42 et 51.

Le filet, la gîte à la noix et l'aloyau sont les meilleurs, à ce double point de vue.

7° La viande de porc est la moins facile à digérer des viandes de boucherie; mais, bien digérée, elle est le plus complètement utilisée.

8° La viande de cheval, provenant d'un animal sain, assez jeune et non surmené, est aussi nourrissante que la viande de bœuf et n'offre pas le danger de multiples parasites de cette dernière.

9° Le ris de veau et la cervelle sont des mets très faciles à digérer; la cervelle, plus riche en graisse, l'est toutefois moins que le ris de veau; la tête de veau, peu nourrissante est de digestion facile (mais pas en vinaigrette).

10° Les autres viscères : foie, rognons, — nourrissants mais de digestion difficile, ne doivent pas être mangés souvent.

Les intestins, appelés tripes — sont lourds et peu nourrissants.

Le cœur ne sert que pour en faire du bouillon.

Les poumons sont indigestes et sans valeur nutritive.

11° La charcuterie est indigeste, sauf :
— le maigre du jambon,
— la langue fumée,
qui sont bien digérés par les estomacs les plus faibles.

12° Les viandes en conserves ne doivent constituer qu'un aliment rare et de nécessité.

Les salaisons, viandes salées et fumées, sont difficilement attaquées par les sucs digestifs, la dessication et la fumée ayant rendu leurs fibres dures et coriaces.

Leur usage continu fatiguerait vite le tube digestif.

Poissons (par ordre de digestibilité).

	A CHAIR BLANCHE ET MAIGRE	A CHAIR JAUNE	A CHAIR GRASSE
I Frais	Sole. Merlan. Turbot. } 1. Nourriture très légère. Dorade. Carrelet. Limande. } 3. id. Barbue, perche, bar, rouget, alose, raie, carpe, brochet, églefin, mulet, morue.	Truite. 2. Truite saumonée. Esturgeon. Saumon. Thon. Sterlet.	Sardine. Hareng. Maquereau. Anguille. Anchois.
II Conserves en boîtes	A l'huile. Marinés.	Sardines, harengs saurs. Thon, anchois. Harengs, anchois.	
III Salaisons	Salés. Fumés.	Harengs, anchois. Morue, maquereau. Harengs, sardines, spratts d'Ecosse, kippers, saumon, anguille.	

Les poissons ne se rapprochent-ils pas beaucoup de la viande, au point de vue de leur composition ?

Ils sont un peu moins nourrissants que la viande.

À cet égard, on les divise en poissons à chair blanche, à chair jaune et à chair grasse ; ceux à chair grasse sont les plus nourrissants, mais les moins faciles à digérer.

Voici, à la page 101, la liste approximative des poissons consommés.

Les poissons conviennent-ils également à tout le monde ?

Les poissons marqués sur la liste par les chiffres 1, 2 et 3, conviennent aux estomacs les plus délicats ; — quant aux autres — il faut rechercher la tolérance individuelle de chacun.

Les poissons en conserves et les salaisons sont plus lourds à digérer et ne seront mangés qu'en très petite quantité à la fois : en hors d'œuvre, et non comme plats.

Certaines personnes présentent une susceptibilité particulière à la chair des poissons : leur ingestion est suivie chez eux d'une éruption de la peau, d'urticaire, de rougeurs, d'eczéma ou d'autres [1].

Ceux-là, de tempérament arthritique le plus souvent n'ont qu'un moyen — c'est de s'abstenir de cet aliment qui paraît troubler l'équilibre de l'état de leur nutrition.

La réputation qu'a l'huître, d'être un aliment léger, est-elle méritée ?

---

[1] L'ingestion des crustacés : langouste, homard, écrevisse produit souvent le même effet chez les rhumatisants — l'abstention de ces mets s'impose alors également.

N'étant constituée presque entièrement que par son foie, l'huître devrait se digérer toute seule. — On n'est pas d'accord sur la digestibilité de l'huître ; les uns la considèrent comme légère, les autres comme lourde ; il y a là comme pour beaucoup d'aliments une question de susceptibilité individuelle de l'estomac.

L'eau contenue dans les coquilles des huîtres est différente de l'eau de mer ; contenant une forte proportion d'azote, elle est nourrissante.

Les moules, langoustes, homards, écrevisses et crevettes ne sont-ils pas plus nourrissants que les huîtres ?

Les moules ont une valeur nutritive plus faible que les huîtres, et sont d'une digestion assez difficile.

Les personnes dont la santé n'est pas parfaite feront mieux de s'en abstenir.

Quant aux crustacés : langoustes, homards, ils sont très nourrissants en effet, mais — pour un aliment il ne suffit pas d'être nourrissant, il faut encore qu'il puisse être digéré — or, ces crustacés sont très indigestes.

Les écrevisses le sont à un degré moindre ; quelques crevettes en hors d'œuvre peuvent passer assez facilement.

On se méfiera des crabes qui sont souvent toxiques [1].

Les fromages [2] ont la réputation d'être très nourrissants, est-ce exact ?

[1] Leur toxicité dépend de leur nourriture et de leur origine — conditions que l'acheteur ignore presque toujours.

[2] Les fromages sont constitués par la *caséine* du lait, pré-

Ils sont extrêmement riches en substances azotées : contenant, en plus, de la graisse en quantité variable, selon qu'il s'agit des fromages dits *maigres*, *demi-gras* ou *gras*, — ils peuvent, associés à du pain, constituer pendant longtemps la ration alimentaire d'une personne qui travaille.

Le fromage le plus nourrissant est le Parmesan, ensuite viennent le Gruyère, le Brie, Camembert, Neufchâtel, Hollande, Chester, Roquefort et le fromage blanc, frais.

Tous ces fromages sont faits tantôt avec du lait de vache pur, tantôt avec du lait de vache additionné de lait de chèvre et de brebis, tantôt avec ces derniers seuls.

Quel fromage est plus facile à digérer, le fromage frais ou le fromage fait ?

La digestibilité diffère peu ; si, toutefois, les personnes à estomac faible font mieux de s'abstenir des fromages faits, c'est que ceux-ci contiennent des ferments qu'il est dangereux d'introduire dans un tube digestif fonctionnant mal.

Est-il bon de manger du fromage à tous les repas ?

On en mangera de préférence aux repas de midi. A cet égard il y a deux proverbes : l'un qui dit que

cipitée en caillots dans le lait caillé. La caséine représente toutes les substances azotées du lait. Selon qu'on a fait cailler le lait écrémé ou le lait entier, on obtient des fromages maigres ou demi-gras ; les fromages gras sont additionnés de crème. Sous l'influence des fermentations successives, la caséine est solubilisée et alors facile à digérer. La maturation du fromage consiste dans une série de transformations, qu'il subit sous l'action des moisissures (mucédinées) ou bactéries, spéciales pour chaque espèce.

le fromage fait tout digérer et l'autre que, le fromage après dîner est un pavé sur l'estomac !

Il en est ici comme pour les huîtres : il y a des estomacs qui le digèrent bien et d'autres, qui ne le digèrent pas.

Cela dépend aussi des variétés de fromage : les uns sont faciles, d'autres difficiles à digérer par le même estomac.

Comme exemple d'aliments essentiels, vous avez cité les graines de légumineuses et les farines — seraient-elles aussi nourrissantes que la viande ?

Toutes les farines ne le sont pas, mais certaines farines de céréales et les graines de légumineuses dépassent même la viande comme valeur alimentaire.

En effet, si, grâce à leur richesse en substances azotées, un plat d'haricots blancs vaut un plat de viande, elles contiennent en plus des matières grasses et des substances féculentes, ce qui en fait un aliment complet.

On peut pendant longtemps se nourrir uniquement de pain ou d'haricots ; on ne le peut pas avec de la viande.

Toutes les graines de légumineuses sont-elles également nourrissantes ?

A peu près. Voici l'ordre de leur valeur nutritive :

1° Lentilles.
2° Haricots blancs.
3° Flageolets.
4° Pois communs et les pois chiches.
5° Fèves.
6° Fèverolles.
7° Gourganes.

Les lentilles sont très riches en *fer* [1], mais celui-ci étant contenu surtout dans leurs enveloppes, il est préférable de manger les lentilles en entier et non en purée, passée au tamis.

La richesse des lentilles en fer et en phosphates en fait un met particulièrement indiqué comme nourriture, pour les jeunes enfants. Lorsqu'on se sert de la farine de lentilles, c'est à la farine de lentilles cuites qu'il faut avoir recours.

Chez les peuples orientaux, végétariens pour la plupart, la consommation des graines de légumineuses est très considérable, et curieuse est la logique de leurs associations avec les aliments usuels, plus répandus.

C'est ainsi que les Indous, lorsqu'ils doivent fournir quelque travail plus intense, mangent des *lentilles* en plus du *riz* ; les Arabes consomment beaucoup de lait, de dattes et d'haricots.

Manger les haricots avec addition d'un peu de graisse, de lait ou de beurre, les associer à un plat de pommes de terre ou de riz, à des œufs à la rigueur, est plus rationnel que de leur adjoindre de la viande.

Les graines de légumineuses ne sont-elles pas d'une digestion assez difficile ?

Cuites en entier et mangées avec leurs enveloppes, elles le sont en effet, parce que leur enveloppe est constituée par une trame résistante et indigeste — la cellulose, qui n'est pas attaquée par le suc intestinal. Au contraire, bouillies assez longtemps et débarrassées de leur enveloppe, c'est-à-dire mangées

---

[1] La *Revalescière* est de la farine de lentilles cuites, additionnée de farines de lentille et d'orge germé, d'autres farines de céréales et de cacao.

sous forme de purées ou de potages, elles se digèrent facilement, même par les estomacs délicats.

Les graines fraîches ne nécessitent pas une cuisson aussi prolongée que les graines sèches, conservées depuis longtemps. Ces dernières doivent même être attendries avant la cuisson, en les faisant tremper dans l'eau froide pendant plusieurs heures.

Actuellement, il existe dans le commerce des farines toutes prêtes de haricots, de lentilles, de pois ; toutefois leur conservation étant assez délicate, il est préférable, si l'on ne peut pas les avoir de très bonne qualité, de préparer les purées et les soupes chez soi, en se servant directement de graines entières qu'on fait passer au tamis, après les avoir fait bien cuir.

Comment manger ces légumes pour leur conserver la digestibilité facile en purée ou en soupes ?

C'est en les préparant avec du lait ou en les additionnant de beurre frais au moment de les servir, ou en les assaisonnant avec du beurre fondu.

L'huile et le vinaigre, les graisses de viandes (mouton en particulier) les transforment en plats indigestes.

Quelles sont, parmi les farines de céréales, celles qui se rapprochent le plus des graines de légumineuses comme valeur alimentaire ?

Ce sont :

Le froment ;

Le seigle ;

L'avoine ;

Le maïs.

Les autres céréales : l'orge, le sarrasin, le riz et le millet sont beaucoup moins riches en substances azotées et grasses, que les précédentes ; aussi ont-ils besoin d'être combinés avec de la viande, du fromage, de la graisse ou du lait, pour constituer une nourriture complète.

Les céréales sont en outre très riches en sels minéraux[1] qu'elles offrent sous la forme la plus propre à être absorbée par l'organisme animal. Ce sont la chaux, l'acide phosphorique et la potasse.

Sous quelle forme utilise-t-on toutes ces céréales, outre le froment dont la farine sert pour faire du pain, de la pâtisserie ?

La plupart de ces céréales ne s'utilisent qu'après avoir été soumises à une mouture plus ou moins complète, selon ce qu'on veut préparer : de la farine ou du gruau grossier, des grains simplement écrasés; il n'y a que le riz dont les grains s'emploient entiers ainsi que celles du millet, parfois.

Voici les formes principales sous lesquelles on fait usage des céréales :

Préparations alimentaires de céréales.

1. Pain :
De froment, de seigle, de froment avec seigle, de froment avec maïs.

2. Pâtes comestibles :
Vermicelle.
Nouilles.

---

[1] Renfermés surtout dans les enveloppes des graines des céréales, les farines fines en sont dépourvues. Ces sels, très utiles pour la formation du squelette, sont solubilisés par une coction prolongée des graines — d'où la nécessité de faire prendre des soupes ou décoctions de graine des céréales, si l'on veut les absorber.

Macaroni.

3. Semoules :

De froment, de riz.

4. Gruaux :

De froment, d'avoine, de sarrasin.

5. Grains entiers :

Riz, millet.

6. Farines maltées :

D'orge, de seigle, d'avoine, de froment.

7. *Préparations ménagères.*

a) Soupes, potages, gâteaux, entremets, légumes, puddings, préparés avec :

1° Semoules : de froment, de riz.

2° Gruaux : de froment, de sarrasin, d'avoine, d'orge perlé.

3° Farines : d'avoine, d'orge, de seigle, de froment maltés.

4° Farines : de maïs.

5° Grains entiers : de riz, de millet.

b) Pâtisserie grasse, biscuits de :

6° Farine de froment.

c) Galettes spéciales, soupe pollenta de :

7° Farine de maïs.

A propos du pain, voudriez-vous expliquer quelle différence il y a entre le pain ordinaire, comple et le pain blanc fin ?

La différence réside dans la farine employée : le premier est fait avec de la farine faiblement blutée, contenant des traces des enveloppes des grains ; le second est fait avec de la farine et du son — résidu de la mouture des farines fines (donc constitué par les enveloppes des grains); enfin le dernier, le pain blanc fin, est fait avec de la farine dont le blutage a été poussé très loin, par conséquent farine dépourvue de toute trace d'enveloppe des grains.

Or, certains principes nutritifs des grains : le *gluten* (substance azotée végétale) et les *sels phosphatés* adhèrent aux enveloppes ; ces principes se trouveront donc dans le pain ordinaire et complet, contenant des parcelles plus ou moins abondantes des enveloppes des grains : ils feront défaut dans le pain fin à farine trop fortement blutée.

D'où la conclusion que les pains ordinaire et complet sont plus nourrissants que le pain de luxe.

Quelle est la digestibilité de ces différents pains ?

Le pain blanc fin est plus facile à digérer que le pain ordinaire. Le pain complet est le moins facile à digérer.

Lorsqu'on digère difficilement le pain, que vaut-il mieux manger : la croûte ou la mie ?

La croûte est plus facile à digérer et plus nourrissante que la mie.

Tout pain bien cuit est plus sain qu'un pain peu cuit.

Le pain encore chaud (comme toute pâte ou gâteau à levure) est indigeste.

L'utilisation des autres céréales se borne-t-elle à la fabrication des farines et des gruaux pour l'usage culinaire ?

Parfaitement. L'orge, par exemple, utilisée sous forme de farine faite avec l'orge germé, constitue une addition excellente aux autres farines, pour en faire des soupes nourrissantes et faciles à digérer, connues sous le nom de *farines maltées* [1]; par contre, elle ne fournit qu'un pain lourd et indigeste.

L'avoine est utilisée, sous forme de farine et de gruau, en soupes et potages.

Sous forme de *farine maltée d'avoine*, ou sous forme de gruau cuit longuement et passé au tamis, l'avoine fournit des soupes excellentes, non seulement très nourrissantes, mais surtout fortifiantes et toniques. Rien de meilleur qu'une soupe de gruau d'avoine pour les convalescents, les fatigués, et les enfants.

Une simple *décoction de céréales*, prise en boisson, coupée de lait à moitié, présente le même avantage [2].

A quoi sont dues ces propriétés toniques de l'avoine ?

L'avoine est aussi riche en substances azotées que le froment, mais elle est beaucoup plus riche en *fer* et contient en outre un principe excitant, qui lui communique des propriétés stimulantes.

L'avoine est un aliment de force.

Sous le nom de *porridge* (farine d'avoine au lait), on en consomme beaucoup en Angleterre et en Écosse.

---

[1] L'orge germé contient un principe, la *diastase*, analogue au ferment contenu dans la salive et le suc pancréatique, chargés de la transformation de l'amidon et de la fécule en dextrine, puis en sucre. L'orge germé ou malt, en opérant cette transformation, facilite la digestion des farines auxquelles elle est associée.

[2] La décoction de céréales se prépare de la façon suivante : dans 4 litres d'eau on met 2 cuillerées à soupe de grains de blé, d'orge, de seigle, d'avoine, de maïs et 2 cuillerées à soupe de son. On fait bouillir pendant trois heures (pour obtenir *un litre* de décoction), on passe à travers un tamis. On l'aromatise avec du citron, de la menthe, de la fleur d'oranger, etc. ; on peut aussi la prendre avec du lait.

Selon les Ecossais « la soupe d'avoine fait de beaux muscles ».

Les pâtes alimentaires sont-elles moins nourrissantes que le pain et les semoules et gruaux ?

Elles le sont un peu moins, et se digèrent aussi moins facilement. Toutefois, préparées avec du beurre frais, ou avec du lait, en soupes, bien mâchées, les nouilles et le vermicelle se digèrent assez bien.

Gratinées, poivrées, au fromage, aux graisses, avec des sauces aux tomates ou autres, il faut des estomacs vigoureux pour les faire passer.

Et le riz ?

Il constitue un aliment de transition entre les aliments essentiels et complémentaires : plus riche en azote que les aliments complémentaires, il l'est moins que les autres céréales, aussi a-t-il besoin d'adjonction de lait, d'œufs ou de viande, pour fournir une nourriture complète.

Le riz se digère bien, à condition d'être *très bien cuit ;* le riz dur, pas assez cuit, est indigeste. Le riz servi avec un peu de beurre frais ou cuit au lait, en soupe, est le meilleur [1].

Quant aux fruits se rapprochant des graines de légumineuses : noix, amandes, noix de coco, cacao, quelle est leur valeur nutritive et leur digestibilité ?

Riches en substances azotées et grasses, les noix et les amandes sont lourdes à digérer ; il en est de même de toute pâte aux noix ou aux amandes.

[1] Il faut se souvenir que le riz est un aliment qui constipe. Ne pas en user trop souvent pour des personnes ayant des garde-robes difficiles.

Contenant en proportions considérables des substances azotées, grasses et amidonnées, le cacao est très nourrissant ; il constitue presque un aliment complet et pourrait pendant longtemps soutenir la vie, surtout sous forme de chocolat, qui est du cacao additionné de sucre, d'un peu de farine, de lait et de quelques condiments aromatiques.

L'inconvénient du cacao, est, de renfermer, bien qu'à un degré moindre, un principe excitant appelé *théobromine*, analogue à celui du thé et du café, et qui en rend l'usage mauvais pour beaucoup de personnes nerveuses.

Mais le cacao et le chocolat ne sont-ils pas lourds à digérer ?

Leur richesse en substances grasses rend leur digestion difficile, mais cette digestibilité varie d'une personne à l'autre.

Il existe dans le commerce un cacao dégraissé, de couleur grisâtre, un peu moins nourrissant, mais de digestion plus facile.

Les aliments complexes à base de cacao, de lait et d'œufs sont d'une grande valeur nutritive.

CHAPITRE V

ALIMENTS EN PARTICULIER

SOMMAIRE

ALIMENTS EN PARTICULIER (suite).

CHAPITRE V

ALIMENTS EN PARTICULIER

3° ALIMENTS COMPLÉMENTAIRES

Ne faites vous pas rentrer dans la catégorie d'aliments complémentaires les aliments qui renferment d'une façon prédominante une seule des deux substances constitutives de la Triade alimentaire : substances grasses, féculentes ou sucrées ?

Parfaitement ; aussi, peut-on grouper ces aliments de la façon suivante :

I. Aliments gras :
   1. Beurre ;
   2. Huiles végétales ;
   3. Graisses animales.

II. Fruits et légumes farineux :
   1. Fruits : Châtaignes ;
   2. Tubercules : Pommes de terre ;
   3. Rhizomes et racines : Patates, ignames, cerfeuil bulbeux, tapioca, arrow-root, sagou, salep, racahout.

III. Aliments sucrés :
   1. Miel, sucre ;
   2. Fruits : Dattes, figues, bananes, raisin sec.
   3. Légumes : Betteraves, carottes.

7.

Quelle est la digestibilité des aliments gras ?

Prises en petite quantité, les graisses se digèrent assez bien, mais tout excès conduit à des troubles digestifs. Au fait, l'homme n'a besoin d'en ingérer qu'en quantité minime, pour compléter sa ration alimentaire.

En général les graisses se digèrent d'autant plus facilement, qu'elles se figent à une température plus basse.

Quel est l'ordre de digestibilité des graisses ?

La plus digestive est le beurre frais, ensuite l'huile d'olive.

Voici l'ordre de digestibilité :

1. Beurre frais. — 2. Huile d'olive. — 3. Crème naturelle. — 4. Graisse de porc. — 5. Graisse d'oie. — 6. Suif [1]. — 7. Huile de foie de morue [2].

Les huiles végétales qui servent de substitution à l'huile d'olive, sont-elles moins bonnes ?

Sauf l'huile de *colza*, qui est d'un goût et d'une odeur détestables, les autres huiles peuvent sans inconvénient remplacer l'huile d'olive, trop chère. Les huiles employées sont :

Huile d'olive,
— de sésames, sans goût, ni odeur ;
— d'arachides, d'un goût agréable ;
— de noix, d'un goût agréable ;
— d'œillette [3], d'un goût passable ;

---

[1] Graisse de ruminants : bœuf, mouton, chèvre ; se figeant à 37°, d'un goût désagréable, elle est très indigeste.

[2] L'huile de foie de morue ne constitue pas un aliment proprement dit. mais ingérée à fortes doses elle a la valeur d'un aliment gras, en dehors de ses autres propriétés médicamenteuses.

[3] L'huile d'œillette s'extrait du pavot blanc.

Huile de colza, saveur et odeur très mauvaises.

La consommation des huiles a surtout lieu dans les pays chauds où le beurre est d'une conservation difficile [1].

Le beurre appartient aux pays tempérés ; les graisses animales sont l'apanage des pays froids.

La cuisine au beurre n'est-elle pas la plus légère et la plus saine?

L'habitude des pays intervient pour beaucoup. Dans les pays septentrionaux on finit par digérer la cuisine à la graisse de porc.

Le beurre, pour être bien digéré doit être frais ; le beurre cru se digère mieux que le beurre fondu [2], et celui-ci mieux que le beurre cuit.

La pomme de terre n'est-elle pas un aliment complémentaire de grande valeur?

En effet, très répandue, pouvant subir les préparations culinaires les plus variées, bon marché — la pomme de terre est l'aliment du pauvre et du riche.

Elle est avec le riz le type des aliments farineux.

Toutefois, il est important de se souvenir que c'est un aliment complémentaire, c'est-à-dire ne pouvant à lui seul subvenir aux besoins de la vie ; employée toute seule en nourriture, comme elle l'est par bien des pauvres ne sachant pas combiner les aliments,

---

[1] Dans le midi de l'Europe on fait beaucoup de cuisine à la graisse de porc ou d'oie, à défaut du beurre, l'huile ne se prêtant pas à la préparation de tous les plats.

[2] Le beurre fondu subit une modification *physique* et non *chimique*, qui en diminue la digestibilité. L'eau s'évapore, entraînant des acides volatils solubles ; la caséine et les germes des *mucédinées*, contenus dans le beurre frais et qui aident à sa digestion, se trouvent mécaniquement séparés.

elle mène à cet état d'insuffisance de nutrition appelée inanition chronique, dont il a été question au chapitre III (page 76).

Lorsque la pomme de terre ne nourrit pas — c'est qu'on ne sait pas la manger.

Est-ce avec un des aliments essentiels ou complets qu'il faut associer la pomme de terre pour avoir une nourriture suffisante ?

Ce sont des combinaisons analogues à celles du riz, qui sont indispensables, si l'on veut éviter les inconvénients de l'alimentation insuffisante.

Ces additions alimentaires doivent consister dans un peu de beurre, de graisse, d'huile ou de lard, d'une part, et d'autre part dans un des aliments suivants : viande, lait, œufs, fromages, haricots ou lentilles.

Quelles sont les préparations culinaires de pommes de terre à recommander aux estomacs délicats ?

Pommes de terre cuites au four ou à l'étuvée, servies avec du sel et beurre frais ;

Pommes de terre en purée, au lait ou au beurre ;

Pommes de terre sautées au beurre ;

Pommes de terre soufflées, aux œufs.

Les pommes de terre frites dans la graisse sont indigestes ; il en est de même des pommes de terre insuffisamment cuites.

Y a-t-il quelque avantage à préférer la pomme de terre fine, à saveur plus agréable ?

Il y a avantage à le faire non seulement à cause du goût, mais aussi, parce que la saveur plus fine coïncide avec les meilleures qualités de pomme de terre, les plus riches en substances azotées et féculentes.

Ces substances se trouvant renfermées dans les couches les plus extérieures de la pomme de terre, il faut faire attention à ne pas enlever cette couche, en les pelant grossièrement.

Faire des pelures fines en pelant les pommes de terre, c'est conserver leurs parties les plus utiles.

Les pommes de terre, dites *farineuses*, en termes de cuisine, sont aussi moins nourrissantes que les pommes de terre qui ne se délitent pas trop à la cuisson.

Les châtaignes ou marrons, à titre d'aliment farineux, ne sont-elles pas des produits analogues aux légumes farineux, tels que la pomme de terre ?

Moins répandues que les pommes de terre, les châtaignes peuvent leur être substituées dans les pays où l'on en cultive. Les châtaignes sont un aliment relativement plus complet (plus riche en azote, féculents et sucre). que les pommes de terre. Consommées sous forme de purée, elles sont moins faciles à digérer que la pomme de terre.

Quels sont les autres légumes farineux analogues à la pomme de terre ?

Ce sont : les patates douces, les ignames, les cerfeuils bulbeux, dont la valeur alimentaire est moindre que celle des pommes de terre, mais qui, substitués à celle-ci, peuvent pourtant concourir à varier la cuisine.

Au même titre d'aliments farineux, on peut faire

rentrer dans cette catégorie les fécules suivantes, qui, ne contenant presque pas de substances azotées, sont loin d'avoir la valeur des farines des céréales.

Voici ces fécules [1] :

Tapioca.

Arrow-root.

Sagou.

Salep.

Racahout.

A propos des légumes et fruits sucrés, voudriez-vous dire si le sucre a quelque importance comme aliment et s'il n'y a pas d'inconvénient à en consommer beaucoup ?

Le sucre a été considéré par certaines personnes comme aliment ; d'autres, au contraire, lui conteste toute valeur nutritive, parce qu'il serait mal assimilé et mal digéré.

D'une façon générale, le sucre doit être considéré comme un aliment complémentaire sérieux [2]; associé

---

[1] Le *Tapioca* c'est de la fécule de manioc séchée et agglomérée en petits grumeaux durs.

Le *Sagou* véritable ou *arrow-root de palmier* s'obtient par le chauffage modéré de la moelle humide de certains palmiers : les Sagouiers. Le sagou et le tapioca dits *indigènes*, se préparent avec de la fécule de pommes de terre.

L'*Arrow-root* est extrait des rhizomes ou racines de plantes cannacées ou marantacées, cultivées à la Jamaïque.

Le *Salep* est une farine retirée des tubercules et rhizomes de certaines orchidées.

Le *Racahout* est une farine composée, plus nutritive que les précédentes : elle est à base de riz, de fécule, de cacao et du salep.

[2] D'après M. Pouchet, le sucre serait également un condiment (Encyclop. d'Hygiène de Rochard, livre II, p. 332).

à d'autres aliments, il sert à rendre ces derniers plus agréables.

Pourtant, nous recommandons de limiter l'usage du sucre, car, comme friandise, on a déjà trop de tendance à en abuser.

4° ALIMENTS ACCESSOIRES

Les légumes herbacés et les fruits pulpeux constituent à eux seuls la catégorie des aliments accessoires ; — mais, bien qu'accessoires, ces aliments ne présentent-ils pas une certaine utilité ?

Leur utilité est incontestable :

1° Par leur richesse en sels minéraux ils fournissent à l'organisme les sels dont il a besoin, sous forme de combinaisons organiques vivantes, les plus facilement assimilables[1].

Ce sont pour ainsi dire, des *aliments minéraux-organiques*.

2° Rassasiant peu sous un grand volume, fournissant des déchets abondants, ces aliments servent de stimulant mécanique à l'activité du tube digestif et aident à combattre la constipation.

Ce sont des *aliments rafraîchissants*.

3° Par leur grand nombre, ils permettent de varier la nourriture.

En somme, sans être indispensables, les légumes herbacés et les fruits sont nécessaires à *l'équilibre* de la nutrition, de la digestion et l'alimentation[2].

---

[1] Assimilables veut dire passant facilement du tube digestif dans le sang et dans l'intimité des tissus, dont ils doivent faire partie.

[2] La privation des légumes herbacés et des fruits frais engendre la maladie connue sous le nom de *scorbut*, autrefois fré-

Aliments minéraux organiques (Ordre de digestibilité).

I. LÉGUMES			II. FRUITS
AZOTÉS	SALINS	ACIDES	
Choux-fleurs.	Salsifis.	Epinards.	Pêches.
Asperges.	Endives.	Oseilles.	Mandarines.
Cresson.	Laitue.	Tomates.	Oranges.
Choux.	Romaine.	Jeunes pousses d'as-	Raisin.
Choux-rave.	Escarolle.	perges.	Abricots.
Choux de Bruxelles.	Chicorée.	Rhubarbe en bran-	Fraises.
Champignons.	Mâche.	ches.	Pommes.
	Barbe.	Radis.	Poires.
	Pissenlit.	Melon.	Cerises.
	Haricots verts.	Concombres.	Prunes.
	Petits pois.		Framboises.
	Artichauts.		Groseilles.
	Poireaux.		Nèfles.
	Céleris.		Coings.
	Potiron.		Grenades.
	Navets.		Myrtilles.
	Carottes.		Citron.
	Betteraves.		

Salsifis à Pissenlit : } Salades (cuites)

Les légumes herbacés étant nombreux et variés, comment les classez-vous ?

Ils peuvent être rangés, selon leurs qualités minérales prédominantes, en trois groupes :

1. Azotés ;
2. Salins ;
3. Acides.

Quels sont les légumes herbacés les plus nourrissants ?

Les légumes *azotés* sont plus nourrissants que les autres, en raison de l'azote qu'ils renferment.

Les légumes *salins* ou mucilagineux [1] contiennent de l'eau, des sels, des principes gommeux et un peu de sucre ; certains, tels que les haricots verts et les petits pois, sont en outre assez riches en azote.

Les légumes *acides* n'ont presque pas de valeur nutritive ; très aqueux, ils représentent des solutions de sels acides.

Y a-t-il parmi ces légumes, quelques-uns de digestibilité difficile ?

Les choux, les champignons, les navets, les carottes, les radis et les concombres sont relativement difficiles à digérer, et d'une façon générale, leur digestibilité est moindre à l'état de crudité qu'à l'état de cuisson.

Les choux, sauf les choux-fleurs, sont lourds à digérer, ce qui est une circonstance fâcheuse, car ils constituent un bon aliment.

quente chez les marins pendant les longues traversées en mer, sur les navires à voiles.

[1] Par mucilagineux, on désigne une substance contenant de la gomme dissoute ou en suspension dans l'eau.

Les fruits non mûrs sont très indigestes, leur composition en sels et sucre étant toute différente avant la maturité.

Même les fruits mûrs ne sont pas toujours bien supportés par toutes les personnes.

Sous quelle forme faut-il manger les légumes et les fruits pour rendre leur digestion aisée ?

Les légumes autant que possible sous forme de purées, et les fruits — cuits ou en compote.

Toutefois, lorsqu'on a un bon estomac, il vaut mieux manger les fruits sans préparation et même sans les peler, car pour certains d'entre eux, les pommes notamment, c'est la pelure qui contient l'arôme et les principes nutritifs.

Les légumes seront cuits à l'étouffée ou à la vapeur d'eau. A part les cas où l'eau de cuisson doit servir pour un potage, il est mauvais de cuire les légumes à l'eau, celle-ci, dissolvant les sels, enlève les parties utiles de la plante.

En fait de légumes et fruits, les primeurs ne sont-elles pas plus délicates ?

Toute chose à son temps.

La préférence des primeurs — c'est une illusion —, car les primeurs sont des produits inférieurs comme goût et valeur alimentaire.

Les légumes et fruits de saisons sont préférables sous tous les rapports.

5° ALIMENTS EXCITANTS

Dans la catégorie des excitants, vous comprenez, d'une part toutes les substances réputées de rendre

la nourriture plus piquante et agréable, de rehaus-
ser sa saveur, et, d'autre part, les boissons qu'on
prend habituellement avec plaisir. N'est-ce pas
trop de sévérité que d'en défendre l'usage presque
complètement ?

Tous ces aliments dits excitants, ne présentent pas
une nécessité alimentaire ; aussi, peut-on en supprimer la plupart sans inconvénient.

En les considérant tous, les uns après les autres,
soit les aliments, soit les boissons, qui sont :

Condiments, épices, parfums ;

Boissons alcooliques et aromatiques, —
on constate que ce sont des substances qu'on prend
surtout en raison du plaisir que leur ingestion et
leur excitation produisent.

Aiguiser les sensations, activer artificiellement le
fonctionnement des organes réfractaires, tel que l'estomac, jouir de la vie par tous ses sens, même en se
créant une vie factice, des impressions illusoires, tel
est le but de l'usage des excitants, pareil de loin à celui
des stupéfiants : opium, haschish et morphine, dont
les effets pernicieux sont simplement plus rapides.

Passe encore la recherche du plaisir de quelques
instants ou de quelques heures, s'il n'y avait pas de
lendemain !

Mais le plaisir disparaît et la vie continue, alors
on s'aperçoit que les jouissances ont laissé des traces,
sous forme de souffrances.

L'*usage* des excitants, c'est une lettre de change
sur la santé...

Quant à leur *abus*, il devient rapidement pernicieux.

Conseillez-vous, par suite, une abstention absolue
de toute substance excitante ?

Pour qui a la volonté assez forte, oui.

Pour les autres, certaines substances reconnues inoffensives peuvent être permises; d'autres, à doses minimes et prises à intervalles peuvent être indirectement utiles, comme l'est un médicament destiné à relever momentanément la force d'un organe affaibli.

Que leur usage reste un accident, mais éviter qu'il ne devienne une habitude.

Voici la liste des substances alimentaires excitantes :

Aliments excitants

I. DIGESTIFS		II. NERVEUX
1. Épices.	*2. Condiments*[1].	*1. Alcooliques.*
Moutarde ou sénevé.	Oignons, échalottes, poireau, civette, ciboule, ail, persil, cerfeuil, sariette, pickles, truffes, panais estragon, cresson, sisymbre, cornichons, raifort, laurier, basilic, serpolet, pimprenelle, thym, céleri, mélisse, menthe, sauge, vinaigre.	Vin.
Câpres.		Bière.
Poivre.		Cidre.
Gingembre.		
Piment.		*2. Aromatiques.*
Cumin.		
Angélique.		Thé.
Fenouille.		Café.
Aneth.		Maté.
Anis.		
Coriandre.		
Clous de girofle.		
Marjolaine.	*3. Parfums.*	
Noix de muscat.		
Safran.	Cannelle, vanille, Fleurs d'oranger, citron, coings, ananas, eau de rose.	

[1] Les condiments, selon M. Pouchet, sont des substances qui agissent par la *sapidité* et le *parfum* qu'elles communiquent aux aliments, dont quelques-uns sont presque entièrement dépourvus, tels les légumineuses et les céréales. En

Quels sont les épices et condiments dont l'usage est inoffensif ?

Chaque pays a les condiments qui lui conviennent. Ainsi les herbes odorantes : persil, sariette, cerfeuil, estragon, échalottes, modérément employées, suffisent dans les pays tempérés pour relever la saveur des mets.

Dans les pays chauds les épices fortement excitantes sont très répandues : on s'en sert pour exciter l'appétit languissant et l'estomac paresseux à ingérer de la viande, mais les troubles digestifs ne se font pas attendre.

Manger de la moutarde, du poivre, du piment et des câpres, c'est introduire un sinapisme dans l'estomac.

Quant au sel et au poivre, en quelle mesure faut-il en user ?

Il faut user très peu du poivre, et du sel, modérément.

Le sel en petite quantité favorise la nutrition, engraisse ; en forte quantité il excite, échauffe et peut amener des troubles de la nutrition et de la digestion. Le sel est une nécessité dans l'alimentation végétale ; on en a moins besoin pour la viande.

stimulant la sécrétion des sucs digestifs. ils jouent un rôle dans l'*utilisation* de la substance ingérée. Mais la stimulation réflexe des organes digestifs au simple contact des aliments varie suivant l'individu et l'âge: exquise, presque exagérée chez l'enfant, cette sensibilité est modérée chez l'adulte et émoussée chez le vieillard. Aussi doit-on user le moins possible — presque pas — de condiments et parfums chez les enfants et modérément chez les adultes; leur usage le plus profitable serait dans la vieillesse. (G. Pouchet. *Aliments et alimentation*, in Encyclop. d'Hygiène de Rochard, livre II. chap. I, p. 329.

L'excès de poivre est très mauvais.

Les troubles digestifs si souvent imputés à la viande, sont, bien des fois, dus plutôt au poivre et aux épices qui l'accompagnent.

Les parfums, ne sont-ils pas cependant inoffensifs, tout en rendant les mets agréables?

Ceux qui sont mentionnés sur la liste (p. 128) peuvent être employés sans inconvénient : néanmoins, en ce qui concerne la cannelle et la vanille, on fait bien d'en restreindre l'usage, parce que, comme pour tous les parfums, il constitue une habitude fâcheuse, qui devient une seconde nature.

Les essences artificielles doivent être rejetées.

Le jus de citron est bien supporté par les estomacs qui ne tolèrent pas le vinaigre.

Quant au vinaigre, ne le défend-on pas trop souvent?

Tout vinaigre d'autre provenance que du vin, doit être rejeté, étant absolument indigeste et détériorant l'estomac.

Le vinaigre de vin peut être employé modérément, sans inconvénient.

Pour un bon estomac, les salades sont moins indigestes et nuisibles parce qu'elles sont faites de feuilles crues, qu'à cause du vinaigre de mauvaise qualité dont on les assaisonne.

Quant aux boissons alcooliques ou alcoolisées comment faut-il se comporter avec elles ?

En fait de boissons alcooliques, il faut distinguer les liqueurs alcooliques, c'est-à-dire les liqueurs de table, les eaux-de-vie et les boissons plus ou moins alcoolisées : vin, bière cidre.

Les liqueurs alcooliques sont-elles toutes à rejeter ?

Les liqueurs alcooliques, dérivant bien rarement d'une eau-de-vie de vin, sont toutes malsaines, et la plupart du temps, presque de véritables poisons, en raison de leur mode de fabrication.

L'eau-de-vie de vin (à 50 p. 100 d'alcool), est un stimulant énergique rarement indiqué, irritant pour la plupart des estomacs. Bon digestif à très petites doses, dans de l'eau chaude, et prise par exception, l'eau-de-vie est mauvaise si elle devient une habitude.

L'usage des vins n'est-il pas bon dans une certaine mesure ?

Les vins : blancs, rouges, mousseux — lorsque *naturels* — sont des boissons vivantes et vivifiantes, à actions multiples, par suite de leur richesse en principes végétaux extractifs.

L'usage modéré d'un vin peu alcoolisé tonifie, excite le système nerveux suffisamment, pour permettre un surcroît de travail, une dépense prolongée des forces.

Lorsqu'on n'a pas à produire de dépenses exagérées de forces, en travail musculaire ou cerebral, — à parer aux effets d'un surmenage, — il est préférable de restreindre l'usage du vin.

Une vie sédentaire, travail de bureau et surtout une vie peu active s'accordent mal avec l'usage, et spécialement, l'abus du vin.

Les vins très sucrés et très alcoolisés, vins de dessert, sont fortement excitants et ne doivent être pris qu'à titre exceptionnel.

Les vins de table seront choisis selon la tolérance de l'estomac.

En somme, si l'usage des vins frelatés et l'abus des vins ont des effets déplorables, l'usage *modéré* et *non continu* d'un bon vin naturel ne présente pas d'inconvénient, en raison du peu d'alcool qu'on prend ainsi.

Quelle différence y a-t-il entre les trois sortes de vins : rouges, blancs et mousseux?

Les vins rouges, plus riches en tanin[1] sont plus toniques que les vins blancs.

A teneur égale en alcool, le vin de Bourgogne, contenant davantage de principes éthérés, est un vin capiteux et porte beaucoup à la tête; c'est un vin intellectuel, tandis que le Bordeaux est un stomachique.

Les vins blancs, surtout coupés d'eau, sont souvent mieux tolérés par les personnes malades, souffrant de l'estomac.

Les vins mousseux calment et endorment la sensibilité stomacale; ils sont très légers, digestifs, ont une saveur agréable, piquante et provoquent une ébriété légère et fugace, due autant à l'acide carbonique qu'ils dégagent, qu'à leur alcool. Par exception, cependant, certaines personnes ne les tolèrent pas.

La bière risque-t-elle moins que le vin de devenir nuisible ?

Pour tous les excitants, l'*usage* conduit aisément à l'*abus.*

L'*abus* de la bière devient nuisible par l'alcool qu'elle fait ainsi prendre à une dose de plus en plus élevée.

[1] Par suite du tanin qu'il renferme, le vin rouge constipe.

Le danger dépend du degré d'alcoolisation de la bière et de sa falsification.

Prise en petite quantité, la bière est nourrissante, néanmoins il faut régler son usage d'après la tolérance de l'estomac.

La bière est dite stomachique, mais l'acide carbonique qu'elle dégage donne à certaines personnes une sensation de plénitude, qui empêche de manger.

A l'encontre du vin, la bière alourdit l'esprit ; il est des personnes pour lesquelles elle a une vertu dormitive.

Lorsqu'elle est bien supportée, la bière est tonique, excitant l'appétit et nourrissante.

Les cidres et les poirés étant peu alcoolisés, ne constituent-ils pas des boissons moins nuisibles ?

C'est exact pour le cidre naturel ; mais par suite de sa sophistication, aussi fréquente que celle du vin, il est bon d'en connaître l'origine avant de le consommer.

En buvant du cidre, il est bon de prendre des soins particuliers des dents, qui sont attaquées par les sels tartriques abondants, dans le cidre.

Voudriez-vous expliquer le rôle nocif de l'alcool, puisqu'il est si redouté ?

L'alcool est le principe actif des boissons fermentées, grâce auquel elles ont la propriété de déterminer l'ivresse. Plus la teneur en alcool est grande, plus l'ivresse est rapide.

La toxicité des alcools est augmentée par les *essences* et les *bouquets* artificiels, dont on les additionne ; les liqueurs de table, dites *fines,* sont par suite plus toxiques que les liqueurs à goût de mauvais alcools, la plupart des essences, servant à les aromatiser, étant des poisons convulsivants.

Ne peut-on substituer à l'usage des boissons alcooliques celui des boissons aromatiques : thé, café?

Les boissons aromatiques sont loin d'être aussi nuisibles que les alcools, mais leur usage n'est pas sans inconvénient non plus.

Grâce à leur teneur en *cafeine*[1], le thé, le café et le maté possèdent des propriétés excitantes particulières, agissant sur le cerveau qui, sous leur influence, devient, momentanément, capable de fournir un *surcroit* de travail.

Le thé et le café sont la boisson des surmenés cérébraux, et là réside leur danger.

Enfin, le goût particulier du café, l'agrément du liquide chaud aromatique pris sous forme de thé, en font faire abus par des personnes qui n'ont pas l'excuse d'un travail intellectuel à fournir.

Leur usage excessif présenterait donc des inconvénients sérieux?

En donnant l'*illusion de force* cérébrale ou musculaire, leur usage entraîne au *surmenage.*

Le café et le thé ne nourrissant pas, ce surmenage s'accomplit aux dépens de l'organisme, si une alimentation fortifiante ne vient pas fournir les matériaux de travail; c'est ainsi que le café devient *un aliment d'usure* prématurée de l'organisme.

---

[1] La caféine, principe actif du thé, café, est un *alcaloïde* : on appelle alcaloïde une substance azotée, non assimilable par l'organisme humain, et qui est le principe actif des plantes à action déterminée, plantes vénéneuses. L'atropine par exemple est un alcaloïde de la belladone, la morphine est un alcaloïde de l'opium.

Mais en s'habituant au café, ne cesse-t-il pas d'être nuisible ?

Lorsqu'on dit qu'on s'habitue, c'est une erreur ; la sensibilité est simplement émoussée pour l'action des *mêmes* doses.

L'effet du café est d'ailleurs toujours passager, car toute phase d'excitation est habituellement suivie d'une phase de dépression.

Le thé, très faible, est-il également nuisible à l'équilibre nerveux ?

Pris extrêmement léger, couleur *jaune paille*, le thé cesse d'être nuisible, ce n'est plus qu'une boisson chaude, légèrement aromatisée et digestive.

Le café au lait est-il nourrissant ?

Si le café noir n'est pas un aliment, le café au lait avec du pain, à condition de se contenter de *très peu de café* dans le lait, peut nourrir.

Le café noir après le repas ne facilite-t-il pas la digestion ?

A très petites doses, il la facilite ; à fortes doses il l'arrête. Il est fréquent de voir des personnes ayant des troubles de la digestion et qui ne se doutent pas que cela est dû à l'abus qu'elles font du café [1].

L'estomac normal est surexcité par lui ; aussi, les personnes bien portantes ne devraient le prendre que loin du repas. Il fait moins de mal aux *estomacs paresseux,* il peut même, ainsi qu'une infusion chaude et faible de thé, aider à la digestion.

Pour l'intestin, le café est irritant et indigeste ; à

[1] Il paraît que le café entrave la digestion de l'amidon.

doses faibles, digéré difficilement, il constipe ; à dose forte, trop irritant, il provoque la diarrhée.

En somme, l'usage du café est-il bon ou mauvais ?

Il est mauvais, et cela en particulier pour les personnes nerveuses ou prédisposées aux maladies nerveuses.

Le café facilite le déséquilibrement nerveux.

Il est imprudent et mauvais d'en donner aux enfants, dont le système nerveux est excessivement impressionnable.

Que les personnes qui ont un surcroît de travail à fournir en prennent, mais à intervalles. Par contre, celles, qui en prennent en raison de son arome agréable, — donc sans nécessité et par gourmandise — font mieux de le supprimer, ou, dans ces cas, de le remplacer par la série des succédanés inoffensifs du café : le café de Malt, par exemple.

Qu'entend-on par café de Malt ?

On désigne par café de malt, les grains germés de céréales, torréfiés et moulus, et pris en infusion ou décoction, selon la préférence de chacun. Le café de malt est un vrai aliment, et non un excitant simple.

Y a-t-il une seule espèce de café de malt ?

Il y en a trois :

1° Le café de céréales composé (seigle, froment, avoine et orge) pour les tubes digestifs fonctionnant bien ;

2° Le café de seigle, seul qui est rafraîchissant ;

3° Le café de glands de chêne, qui est constipant.

6° ALIMENTS COMPLEXES

*Tous les aliments composés, mets préparés, cons-
tituent la catégorie des aliments complexes ; puisque
leur valeur se déduit de celles des substances dont
ils se composent, n'est-il pas superflu d'en parler
spécialement ?*

C'est vrai ; cependant, il est utile de nous arrêter
sur une préparation alimentaire complexe très importante : c'est le bouillon et la soupe.

En effet, le bouillon est-il nourrissant ?

Le bouillon *pur*, *dégraissé*, n'est pas nourrissant,
mais, pris un quart d'heure avant le repas, c'est un
excellent digestif.

La viande bouillie abandonne à l'eau (surtout l'eau
froide) tous ses sels et substances azotées. Or, parmi
ces substances azotées, il se trouve d'une part, les
substances utiles, assimilables, les albumines, qui sur-
nagent sur le bouillon, et d'autre part les substances
azotées de désassimilation inutiles pour la nutrition,
qui sont les principes excitants de la viande[1] — créatine et créatinine — et la carnine.

Ces principes ont la propriété d'exciter la sécrétion du ferment peptique du suc digestif et de faciliter ainsi la transformation des albumines insolubles,
ingérées ensuite, en *peptones*[2] solubles et par conséquent absorbables.

---

[1] La viande est un aliment excitant ; l'habitude de cette
excitation fait, que lorsque du régime carné on passe au
régime végétarien, on est obligé de remplacer ces principes
excitants par de petites doses de café, de kola, ou de thé.

[2] Peptone, c'est l'albumine transformée sous l'action de la
pepsine, ferment du suc stomacal.

Le bouillon est donc un aliment très utile à certains estomacs, comme *peptogène*[1].

En est-il de même du bouillon gras?

Le bouillon gras est indigeste à cause de la graisse qu'il contient.

Faut-il manger des soupes claires ou épaisses?

Cela dépend des personnes.

Lorsque la soupe est l'aliment principal du repas, il faut qu'elle soit bien épaisse, pour renfermer beaucoup de substances nourrissantes.

Les personnes qui digèrent bien, qui boivent peu au repas et qui mangent lentement, peuvent manger sans inconvénient des soupes[2] peu denses.

Par contre, les personnes qui ont de la dilatation de l'estomac, qui ont tendance à boire beaucoup et à manger très vite, font mieux de manger des soupes épaisses, en y mettant du pain au besoin, pour être obligées de mâcher.

7° ALIMENTS INORGANIQUES

L'eau ordinaire est-elle un aliment?

Oui, c'est un aliment, et même assez important : pour garder l'équilibre de sa constitution et de sa

---

[1] Il présente en outre l'avantage de communiquer une saveur et un arôme agréable à certains aliments : fécules, pain, gruaux, pâtes. L'arôme est une qualité du bouillon *frais*, principalement.

[2] Les soupes faites avec du bouillon de poule ou de la viande de veau (jarret ou côtes) sont très délicates, faciles à digérer, d'un goût très agréable, excellentes pour les convalescents et les jeunes enfants, qui les prennent plus volontiers que les bouillons ordinaires.

nutrition, l'homme doit prendre au moins trois litres de liquide par jour, car c'est cette quantité d'eau qu'on perd journellement par toutes ses sécrétions.

Avec le lait, les soupes, les légumes et les fruits, on absorbe habituellement une grande quantité de l'eau nécessaire ; de sorte que la quantité d'eau à prendre sous forme de boisson peut être plus restreinte.

Quels doivent être les caractères d'une bonne eau de boisson ?

Une eau peut être considérée comme bonne et potable, quand elle est :

1° Fraîche — entre 9° et 14° (température de l'eau de source à son émergence du sol); à 20° elle est tiède et ne désaltère pas.

2° Limpide — toute eau qui n'est pas limpide ne convient pas à la boisson, parce qu'elle contient des matières organiques et des substances terreuses.

3° Sans odeur.

4° D'une saveur faible et agréable — l'eau a toujours un peu de saveur, mais celle-ci ne doit être ni désagréable, ni fade, ni salée, ni douçeâtre.

5° Faiblement minéralisée — les eaux trop riches en sels calcaires (sels de chaux), sont dites *dures*, *crues*, et considérées comme impropres à l'alimentation; elles durcissent les légumes et forment des grumeaux avec le savon, sans le dissoudre. Cependant l'eau ne doit pas être dépourvue de ces sels; elle doit en renfermer au moins 1 à 5 dix millièmes de son poids.

6° Aérée — l'eau doit contenir de l'air en dissolution, sinon elle est lourde à digérer, telle l'eau bouillie, l'eau distillée, l'eau des glaciers, qu'il faut agiter avant de les boire.

7° Exempte de matières organiques en décomposition et d'organismes vivants — les substances putréfiées pouvant communiquer à l'eau une saveur et une odeur désagréables ; sans être directement nuisibles, elles le sont par les microorganismes dont elles favorisent la présence, et par les gaz qu'elles dégagent [1].

Quant aux organismes vivants, dont une eau peut être souillée, ce sont surtout les œufs et les larves de divers parasites et les microbes pathogènes [2] qui sont à redouter.

Quelles sont les eaux qui répondent le mieux à ces conditions ?

Les meilleures eaux sont les eaux filtrées.

Filtrées tout naturellement, en traversant différents terrains dans la profondeur du sol, les *eaux de source*, captées à leur émergence, sont les plus pures.

Les *eaux de puits* peuvent dans certaines conditions être rapprochées des eaux de source ; leur pureté dépend de l'emplacement et de la profondeur des puits. Dans les villages et villes, lorsque les puits se trouvent creusés à proximité des fosses d'aisances, des égoûts ou des écuries, des infiltrations peuvent se produire et souiller l'eau.

Les *eaux de rivières*, souillées par les eaux résiduaires des usines et les égoûts des villes, sont dangereuses à consommer.

Les *eaux de pluie* sont, contrairement à ce qu'on

---

[1] Sur 20 à 25 centimètres cubes de gaz que renferme l'eau potable, la moitié est constituée par de l'acide carbonique ; un tiers par de l'azote et un sixième par de l'oxygène.

[2] Engendrant des maladies : choléra, fièvre typhoïde, etc.

pense, loin d'être pures; elles lavent l'atmosphère et contiennent, par suite, toutes les poussières et les gaz dont celle-ci a été souillée.

Toute eau dont la pureté est douteuse, doit être filtrée avant d'être consommée.

CHAPITRE VI

CHOIX DU RÉGIME

SOMMAIRE

CHOIX DU RÉGIME

CHAPITRE VI

CHOIX DU RÉGIME

« A chacun son régime. »

Sur quels principes chacun peut-il se baser pour établir son régime alimentaire ?

Pour savoir ce qu'il faut manger — c'est-à-dire savoir établir son régime alimentaire, il faut en premier lieu :

1° *Manger ce qu'on digère* — ensuite :

2° Se conformer au tempérament et au genre de vie — enfin :

3° Tenir compte des états maladifs.

I. — MANGER CE QU'ON DIGÈRE

Donc, en premier lieu « manger ce qu'on digère » c'est l'essentiel selon vous ?

Parfaitement. Donnez à l'estomac ce qu'il digère.

Il en est du tube digestif comme de tous les systèmes du corps, il faut le faire travailler conformément à ses aptitudes.

Faire un régime à une personne est à cause de cela chose essentiellement délicate — car il faut longtemps suivre un estomac pour savoir ce qu'il digère ou non.

Il y a deux sortes d'individus au point de vue de l'alimentation :

1° Les individus digérant tout.

2° Les individus ne digérant que certaines choses.

A ces derniers, les *digère-mal*, donner ce qu'ils peuvent supporter, et en quantité suffisante pour leur fournir l'énergie vitale nécessaire.

Aux premiers, les *digère-tout*, faire adopter le régime convenant le mieux au tempérament et aux conditions de leur vie.

Si pour un estomac capricieux, un système nerveux sensible, le choix des aliments devient de plus grande importance et un régime s'impose par nécessité — en est-il de même pour les estomacs qui digèrent tout ?

Habituellement on ne songe pas à sa santé tant qu'on est bien portant.

De même on ne songe pas à adopter un régime déterminé tant qu'on digère bien.

Toutefois, avoir trop bon estomac présente aussi des inconvénients : il digère tout, même ce qui est nuisible à l'organisme.

L'intolérance de l'estomac constitue une sorte de cran d'arrêt, qui empêche, par la souffrance de l'organe, de continuer les imprudences et les excès alimentaires nuisibles à l'état général de la santé — tels, les excès de viande, de boissons alcoolisées ou excitantes pour les uns, tel, l'abus des aliments indigestes ou insuffisamment nourrissants — pour d'autres.

En quelle mesure la considération du tempérament doit-elle intervenir dans le choix de l'alimentation quotidienne ?

L'hygiène alimentaire — ainsi que l'hygiène générale, — peuvent modifier l'orientation de l'organisme vers certaines maladies, auxquelles — sans encore être malade — on est candidat de par son tempérament.

Si par tempérament on entend *la manière de fonctionner* de chaque organisme en particulier, on peut le considérer aussi comme un *état maladif embryonnaire* — qui peut rester tel toute la vie — mais qui, s'il s'exagère, devient *maladie*. Or, on doit chercher à prévenir cette transformation, en évitant dans son genre de vie et d'alimentation tout ce qui peut la favoriser.

Adopter un régime convenant au tempérament est donc une mesure de prudence. Quelles sont les grandes lignes du régime, convenant aux principaux tempéraments ?

Les tempéraments[1] bien définis à l'heure actuelle sont au nombre de deux :

Le tempéramment arthritique.

Le tempérament lymphatique.

Voici les grandes lignes de la différence entre les deux régimes, convenant à chacun des deux :

L'*arthritique* doit manger sobrement, se contenter de peu de viande, être de préférence végétarien, éviter les mets épicés, ne boire que peu de vin, mélangé avec de l'eau, ne pas prendre de liqueurs, pas d'excitants, tels que thé et café.

Le *lymphatique*, au contraire, a besoin d'une nourriture substantielle, plutôt animale que végétale ; le

---

[1] Voir : *Généralités*, dans mon livre : Hygiène génitale de la femme.

vin, le café lui seront favorables à moins qu'il n'en fasse abus.

Dans quel sens faut-il modifier un régime selon le genre de vie?

Une vie très active, liée à beaucoup de mouvements et de travail physique, vie en plein air — demande une nourriture abondante, végétale de préférence; l'usage modéré des excitants peut être sans inconvénient, s'il y a une grande dépense de forces physiques.

Une vie sédentaire exige une nourriture moins abondante ; le régime mixte convient alors le plus souvent. Il sera plus substantiel, s'il y a du travail cérébral à fournir ; plus léger, s'il y a repos. L'usage modéré du vin ou du café peut convenir à ceux qui travaillent intellectuellement — et s'ils le supportent bien ; il est à supprimer dans le cas de repos.

Pendant la saison froide, on mangera plus abondamment que pendant les chaleurs. Le régime mixte, avec prédominance de nourriture animale, de graisses, est mieux supporté pendant les périodes de froid ; la nourriture végétale doit prédominer pendant la saison chaude.

Dans les cas de maladie, dans quel sens modifie-t-on le régime?

Lorsqu'il s'agit d'une maladie, il faut suivre les conseils du médecin qui, seul, dans ces cas, est compétent pour instituer un régime, pour dire ce qu'on peut manger.

Toutefois, dans les états maladifs devenus chroniques, c'est-à-dire de longue durée, où le régime consiste en suppressions totales ou partielles de cer-

taines catégories d'aliments, — c'est aux malades,
à savoir combiner leurs menus, avec les aliments
qui leur restent *permis*.

Le sens dans lequel on modifie le régime, varie
selon le cas et ne peut être indiqué ici d'une façon
générale.

II. — RÉGIMES PARTICULIERS

*Ne pourriez-vous pas cependant nous montrer ici,
à titre d'exemple, une liste d'aliments permis et
défendus, constituant un régime ?*

Voici ci-après, à la page 150, la table de régime des
neurasténiques.

Convenant à un grand nombre de femmes, de
jeunes filles et d'enfants, aux personnes à estomac
capricieux ou fatigué, la connaissance de ce régime,
composé des aliments de digestion facile, peut
rendre service dans beaucoup de cas.

*Lorsque les fonctions du tube digestif se font
mal, qu'on souffre de diarrhée ou de constipation, le régime suffit-il pour les ramener à l'état
normal ?*

Certaines diarrhées et certaines constipations
dépendent de l'hygiène alimentaire.

Dans ces cas, c'est au médecin ou à chacun de
nous de trouver le régime qui lui convient. La plupart du temps, c'est en s'astreignant à prendre des
aliments de digestion facile, qu'on arrive à ramener
à l'état normal les fonctions du tube digestif.

*La constipation étant fréquente chez la femme,
quelles en sont les causes principales ?*

Elles sont très nombreuses.

Régime dans la Neurasténie.

ALIMENTS	PERMIS	CONDITIONNELS	DÉFENDUS
I COMPLETS	Lait pur, cru ou bouilli, froid ou chaud, suivant indications ; dans potages, dans purées. Œufs crus, à la coque, très peu cuits : soufflés, brouillés, au beurre fondu, au lait, au jambon, dans bouillon, dans potages. Caviar.	Œufs à la coque bien cuits, omelettes.	Œufs à la coque, durs, œufs sur le plat.
II ESSENTIELS	*Viandes.* Volaille jeune : Poulet (manger le blanc de préférence). Gibier : Caille et gibier de volume inférieur ; sarcelles et gibier d'eau. Viandes rôties ou grillées : Gigot d'agneau, veau, chevreau. Côtelette d'agneau, de veau. Viande de mouton crue, râpée. Maigre de jambon cuit. Lapin domestique. Ris de veau, cervelle, langue de veau, tête de veau cuits dans légumes ou cuits au court bouillon et servis	Volaille : Pintade, pigeon jeune, rôtis ou au court bouillon. Gibier : Faisan, perdrix, lapin de garenne. Viandes : Filet de bœuf, mouton, rôtis ou grillés.	Volailles : Canard, oie. Gros gibier et surtout gibier faisandé (bécasse, lièvre). Viande de porc, charcuterie. Viande de bœuf. Viandes salées, fumées, en conserve.

	mais sans manger ni peau, ni friture. Huîtres. Grenouilles.		Poissons marinés : sardines, anchois. Crustacés : Langouste, homard, écrevisses, crevettes. Moules, escargots.
		Fromages frais.	Fromages faits.
II ESSENTIELS (*suite*)	*Légumes* secs : Pois, lentilles, flageolets, en purée, cuits à l'eau, servis au beurre frais. Légumes frais : Haricots verts. Farines : d'avoine, d'orge, de maïs, de châtaignes, en potages maigres ou au lait. Semoule, riz, sarrasin, en potages ou au lait, *bien* cuits. *Pain* blanc grilé, la croûte de préférence, en quantité modérée; ou biscottes, ou grisini. Pâtes d'Italie : Vermicelle dans potages au lait. Fruits-graines :	Haricots en purée, lentilles avec enveloppe (les enveloppes étant la partie utile). Macaroni, nouilles (sans fromage), au beurre seulement et même sans beurre du tout. Cacao.	Haricots avec enveloppes, fèves. Pâtisseries grasses. Noix, amandes.
	Beurre frais.	Beurre fondu.	Graisse, lard, huiles, beurre noir.
III COMPLÉMENTAIRES	Légumes : Pommes de terre, en purée, au lait et beurre, à l'anglaise, sautées au beurre; topinambours. Farines : Salep, tapioca, sagou, arrowroot, racahout.	Carottes.	Radis, pommes frites, betteraves.

Régime dans la Neurasténie.

ALIMENTS	PERMIS	CONDITIONNELS	DÉFENDUS
III COMPLÉMENTAIRES	Fruits cuits : marmelades, confitures, raisins sans peau ni pépins.	Olives.	Marrons. Tous les fruits crus sauf raisin.
IV ACCESSOIRES	Légumes herbacés, cuits et passés, servis au beurre frais : Artichauts, épinards, chicorée, endives, laitue et toutes salades *cuites*. Poireaux, salsifis, céleris, choux-fleurs, haricots verts.	Petits pois verts. Asperges.	Concombres, melon, salades crues, champignons, tomates, oseille, choux-raves, choux ordinaires, choux de Bruxelles, navets.
	Café de Malt, maté.	Thé en infusion très légère.	Café, thé fort.
		Vin blanc, champagne, coupés d'eau.	Vins, liqueurs, bières, cidre, vinaigre.
V EXCITANTS	Condiments et épices : Echalottes en sauces blanches et blanquettes. Sel en quantité modérée. Essence : Cannelle, vanille, fleur d'oranger, citron (parfum).	Cerfeuil, estragon, cresson, poivre très modérément et exceptionnellement.	Ail, oignons, pickles, truffes, moutarde, cornichons, raifort, laurier, basilic, pimprenelle, persil, câpres, civette, poivre, gingembre, piments, cumin, fenouil, anis, coriandre, clous de girofle, marjolaine, thym, mélisse; menthe,

VI COMPLEXES	aux légumes, farines, purées permises, avec lait et jaune d'œuf; au potiron. Crèmes cuites : renversées, au caramel. Lait de poule. Biscuits à la cuillère. Gâteaux secs. Sauces : Sauce blanche, blanquette, beurre fondu.	Crème au chocolat.	Glaces, entremets compliqués, puddings. Vol-au-vent. Petits fours, dragées. Ragoûts : Sauces : Mayonnaise, Béchamel, à la Tartare, aux câpres, à la Maître d'hôtel, piquante, madère, béarnaise, vinaigrette, à la remoulade, à la ravigote, à la provinçale, en daube, salmis.
VII INORGANIQUES (BOISSONS)	Eau de source. Eau minérale indifférente ou faiblement minéralisée : Evian, Alet, Saint-Galmier, Pougues, Saint-Léger, Martigny, Contréxeville. Infusions chaudes peu sucrées : Camomille, feuilles d'oranger, tilleul, etc.	Thé léger.	

OBSERVATIONS. — Ne manger que des aliments très frais ; manger lentement ; bien mâcher, et non mâchonner ; faire quatre repas par jour, deux grands, deux petits ; manger à heures régulières ; boire en petites quantités ; pour certains, préférable de ne boire que deux heures après le repas ; digérer étant étendu, vêtements desserrés. — *Préparation des mets* : Légumes secs et verts, en purées, servis au beurre frais et au lait. Autres légumes : cuire à l'eau, servir au beurre frais ou fondu, ou sauce blanche. Beurre noir : lourd à digérer. Poulet ou pigeon jeune : rôtis ou cuits dans bouillon de bœuf dégraissé, plus deux oignons et deux carottes. Viandes : rôties ou grillées, bien divisées, enlever tout ce qui est fibreux et graisseux.

Certaines personnes sont constipées dès qu'elles se fatiguent, d'autres lorsqu'elles changent de régime.

Le genre de vie, de nourriture ; les habitudes de se présenter régulièrement ou non à la garde-robe, — la santé générale, le surmenage, la susceptibilité au froid[1] ou à la chaleur — tout cela influe considérablement sur le fonctionnement de l'intestin.

Le tableau ci-contre résume ces causes plus ou moins.

Comment traiter la constipation habituelle ?

Tous les médicaments sont mauvais dans la constipation parce qu'ils ne font que rétablir les mouvements de l'intestin d'une façon passagère et anormale.

Le vrai traitement de la constipation consiste à trouver :

1° L'hygiène alimentaire — appropriée à chaque personne — et à la seconder par :

2° L'hygiène générale musculaire appropriée aussi à cette même personne.

Lorsque tout le corps fonctionnera bien, l'intestin aussi fonctionnera normalement.

On peut aider dans une certaine mesure par la gymnastique, le massage, l'électricité.

La table à la page 156 expose les principaux moyens pour lutter contre la constipation habituelle.

---

[1] Le froid sur l'abdomen ne vaut rien, surtout aux personnes affaiblies, fatiguées, neurasténiques. Il suffit dans certains cas du port d'une ceinture abdominale chaude, pour faire fonctionner l'intestin.

Une cuillerée d'eau prise toutes les heures a suffi, dans d'autres cas, à vaincre la constipation.

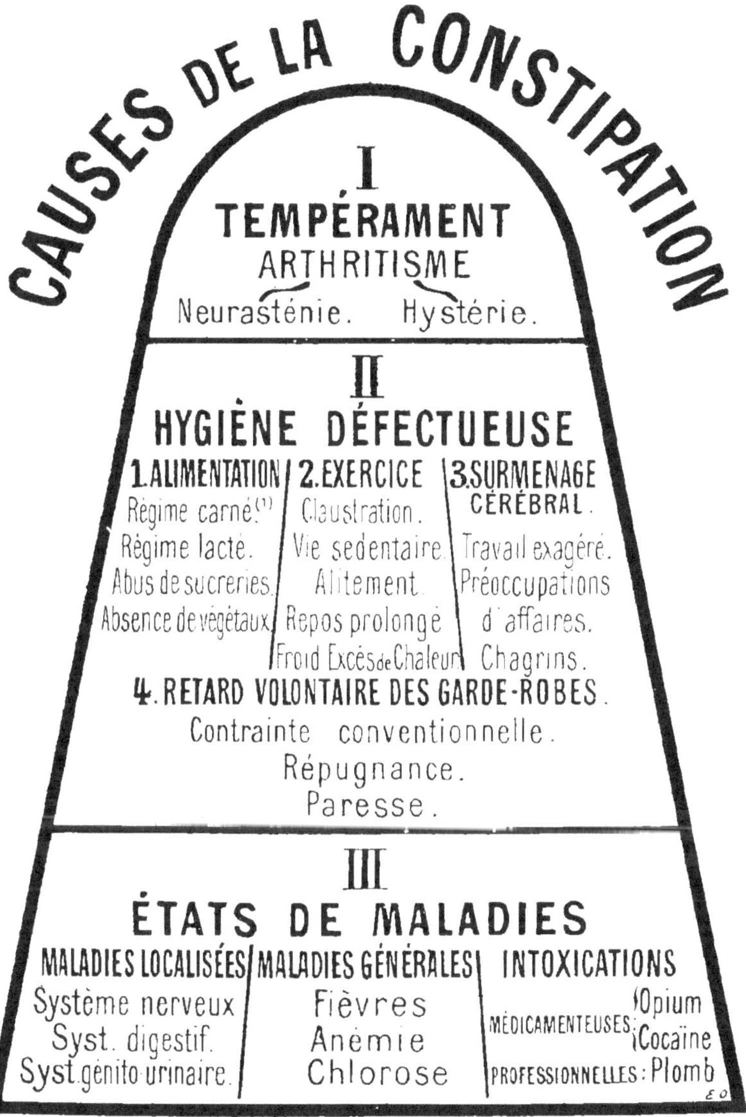

La viande constipe parce qu'elle laisse peu de résidus et parce qu'elle contient de la créatine et créatinine — principes excitants et constipants.

I. HYGIÈNE DIGESTIVE	II. ALIMENTATION PARTICULIÈRE
Adapter la nourriture aux capacités digestives du sujet : 1° Manger ce qu'on digère. 2° Adopter régime conforme au tempérament, aux états maladifs chroniques, au genre de vie. S'entraîner à la garde-robe à heure régulière[1]. Seconder le fonctionnement du tube digestif par l'hygiène générale appropriée au sujet : 1° Exercice : promenade à pied, en voiture, à cheval, vélocipède, gymnastique. 2° Hydrothérapie : tub, douches générales, compresses mouillées sur le ventre, marcher pieds-nus, bains de pieds froids, bains généraux, bains de mer. 3° Sommeil réglé. Eviter excès de repos ainsi que l'excès de fatigue.	1. Régime végétarien. 2. Régime mixte avec prédominance des végétaux. Insister sur certains aliments à action particulière; éviter les contraires.

Aliments.

1. Laxatifs.	2. Constipants	3. Douteux ou variables
Lait de beurre, petit lait.	Riz.	Lait.
Légumes verts : épinards, oseille.	Coings.	
Salades : laitue, chicorée, etc.	Noix.	
Haricots verts, flageolets, endives, poireaux.	Artichauts.	
Céleris, asperges, concombres, tomates, melon. Fruits crus ou en compotes.	Café.	
Figues fraîches.	Vin rouge.	
Pruneaux cuits.	Sauces et graisses.	
Raisin.		
Soupes et potages aux légumes.		
Fromages frais.		
Pain de seigle, pain complet, pain de son.		
Pain d'épice.		
Miel.		
Graines de lin.		
Eaux minérales faibles ou alcalines.		
Vin blanc, cidre, bière.		
Café de seigle malté.		

III. TRAITEMENT NON MÉDICAMENTEUX

1. Chaleur, port d'une ceinture de flanelle.
2. Massage abdominal.
3. Lavements et suppositoires glycérinés.

3. Cures particulières.
  1° Cure de raisin,
  2° Cure de petit lait.

[1] L'habitude de se présenter à la garde-robe à la même heure aide beaucoup à faire fonctionner l'intestin. Il est des personnes si curieusement réglées à ce point de vue que une demi-heure de retard sur l'heure habituelle suffit pour qu'il n'y ait plus de garde-robes; l'intestin par des mouvements antipéristaltiques fait remonter les matières et tout effort est inutile : il faut attendre vingt-quatre heures.

Nombre de femmes ayant tendance à engraisser, ne serait-il pas utile d'indiquer comment combattre cette tendance si fâcheuse à la beauté de la femme ?

Pour empêcher l'obésité, il existe de nombreux moyens, mais je ne vous conseillerai ici que le régime dont les détails sont à la page 158.

C'est en somme par le régime, que la femme peut remédier à l'obésité, sans altérer sa santé.

III. — VÉGÉTARISME

Avant de clore les chapitres de l'alimentation, voudriez-vous nous dire ce qu'on doit penser du végétarisme ? L'homme est-il fait pour le régime carné ou le régime végétarien ?

Cette question si souvent discutée ne peut être résolue par un oui ou par un non.

En réalité, l'homme ne peut vivre avec un *régime absolument exclusif* — végétarien ou carné : nourris de rien que de viande, les chiens meurent au bout de quarante jours ; d'autre part, lorsqu'on se nourrit de végétaux, on y joint toujours des produits d'origine animale : œufs, lait ou beurre.

A chaque climat... à chaque race... à chaque individu — son régime.

Au régime très intensivement carné des Anglais, qui leur réussit très bien, on peut opposer le régime végétarien des Italiens, des Égyptiens qui s'en trouvent également bien.

Chacune de ces races a instinctivement adopté le régime qui convient le mieux à sa constitution, et à son climat — sans qu'on puisse en conclure que

Régime dans l'Obésité.

ALIMENTS	PERMIS	CONDITIONNELS	DÉFENDUS
I COMPLETS	Œufs à la coque. très peu cuits, œufs soufflés, œufs brouillés. au beurre, au jambon, au lard. Caviar.	Omelettes. œufs sur le plat.	Lait. œufs durs.
II ESSENTIELS	Viandes. Volaille : poulet, pintade. pigeon. Gibier : sarcelles et gibier d'eau, caille et gibier de volume inférieur, lapin de garenne. Viandes de boucherie : mouton, veau. bœuf, agneau. Charcuterie : lard maigre. fumé. Viscères : foie, rognons. cervelle, ris de veau, langue, tête de veau. Poissons frits (sans farine), grillés, ou cuits au court bouillon, servis au beurre frais, fondu. Huitres, grenouilles, moules.	Pintade, pigeon. *Ordonnance des repas.* 8 h : 25 gr. pain, 50 gr. viande froide ou jambon, 200 gr. maté ou thé, infusion légère. sans sucre. 10 h : 20 gr. pain. 30 gr. charcuterie. Midi : 50 gr. pain. 100 gr. ragoût ou viande rôtie. ou 2 œufs. 100 gr. légumes, 15 gr. fromage, fruits à discrétion. 4 h : Petite tasse de maté sans sucre. 7 h : 50 gr. pain, 100 gr. viande ou ragoût, 100 gr.	Canard. oie. Gibier : faisandé, épicé. Porc. Poissons : salés. fumés, marinés ; harengs, anchois, anguille. saumon. Crustacés : langoustes, homards. écrevisses. crevettes.

ESSENTIELS (*suite*).	pain rassis, biscuits, biscôttes.		les, haricots blancs, flageolets. Farineux : purées d'avoine, d'orge, maïs, de châtaigne, semoule, riz, sarrasin. Pain frais, pâtes d'Italie, nouilles, macaroni, vermicelle.
III COMPLÉMENTAIRES	Beurre, graisse, lard, huiles. Légumes : radis.		Fruits-graines : Cacao, amandes, noix. Pommes de terre, marrons, navets, tapioca, sagou, arrowroot, salep, topinambours. Fruits : marrons, dattes, bananes, raisin.
IV ACCESSOIRES	Légumes verts : choux-fleurs, céleris, asperges, salsifis, haricots verts, épinards, oseille, endives, artichauts, toutes les salades crues et cuites. Fruits crus ou cuits, sans sucre.	Champignons.	Choux-raves, choux ordinaires, betteraves, navets, choux de Bruxelles, panais.
V EXCITANTS	Maté. Vinaigre.	Café, thé, en infusion très légère, sans lait ni sucre. Vin rouge, vin blanc léger, xérès, rhum en grog léger.	Cacao, café fort, thé fort. Vins, bière, champagne, cidre, liqueurs, surtout sucrées.

Régime dans l'Obésité.

ALIMENTS	PERMIS	CONDITIONNELS	DÉFENDUS
V EXCITANTS (*suite*).	Condiments : échalottes, oignons, persil, cerfeuil, estragon. Epices : sel en petite quantité. Essences : cannelle, vanille, citrons.		Ail. pickles. cornichons, raifort. moutarde. gingembre. poivre. piment. cumin, fenouil. anis. coriandre, clous de girofle. marjolaine, thym, menthe, mélisse. noix muscade, safran.
VI COMPLEXES	Ragoûts, vol-au-vent, puddings non sucrés. Bouillon.		Glaces. entremets. petits fours, pâtisseries, biscuits, dragées. chocolat. confitures. soupes et potages, toutes les sauces.
VII INORGANIQUES (BOISSONS)	Eau de source ou eaux minérales indifférentes ou faiblement minéralisées : Evian, Alet, Saint-Galmier. Pougues (Saint-Léger). Martigny, Vittel. Contrexéville. Infusions chaudes très peu ou pas sucrées : camomille, feuilles d'oranger, tilleul.	*Observations :* Manger lentement. Bien mâcher. Viandes et légumes cuits à l'eau, servis avec beurre fondu. Jamais de sauces. Au repas de midi et de 7 heures, boire le moins possible. Ne point dépasser 1 à 1 verre 1/2. S'abstenir si l'on peut. pendant le repas. et ne boire que 2 heures après. Manger à heures régulières.	

l'homme soit fait pour un régime plutôt que pour un autre.

Ce sont les dispositions individuelles qui, en dehors de ces considérations générales, doivent faire décider du choix du régime.

Quels sont les reproches que les végétariens formulent contre l'usage de la viande ?

Outre le reproche de cruauté — (tuer pour se nourrir) — ils accusent la viande d'être : 1° toxique ; 2° excitante ; 3° hypernutritive, c'est-à-dire surchargeant le sang de certains principes nutritifs.

Ces reproches sont-ils bien fondés ?

Ils contiennent une part de vérité, mais — comme toute constatation théorique — ne doivent pas être pris à la lettre.

Si on lit les travaux théoriques sur l'alimentation, on arrive à ne plus rien oser manger :

Les végétariens disent que la viande contient et produit des toxines, que les substances azotées qu'elle renferme ne sont pas nourrissantes, mais simplement excitantes.

Les adeptes du régime carné prétendent que le régime végétarien affaiblit, qu'il est indigeste...

Quelles sont les raisons qui ont conduit au régime végétarien ?

Le régime carné présente un certain nombre d'inconvénients qu'on espérait supprimer avec le régime végétarien.

Ces inconvénients sont-ils identiques à ce que les végétariens reprochent au régime carné ?

Oui, mais d'une façon plus limitée. Les voici :

1° Pour les personnes à système nerveux sensible, la viande est trop excitante ;

2° Chez les personnes à système nerveux faible, à circulation sanguine troublée, dont tous les organes fonctionnent mal — l'abus de la viande amène une surcharge du sang en principes azotés et, à sa suite, diverses maladies de la nutrition (goutte, gravelle, coliques hépatiques, etc.).

3° La viande est irritante et indigeste pour certains estomacs.

Mal digérée, elle engendre des toxines particulièrement nuisibles aux personnes à système nerveux très sensible, faible ou fatigué.

Etre insuffisant et indigeste — n'est-ce pas là ce qu'on reproche au végétarisme ?

Effectivement, — et ce que craignent ceux mêmes qui voudraient adopter ce régime, c'est d'avoir une nourriture trop peu fortifiante et de digestion difficile — étant donné la quantité des aliments à ingérer.

Cette crainte est-elle justifiée ?

Elle n'est justifiée qu'en partie : même avec le régime végétarien, on peut arriver à avoir une nourriture suffisamment nourrissante, à condition de *savoir choisir* et *combiner* les aliments et de prendre la quantité nécessaire de chaque variété.

Quant à la digestibilité — c'est une question individuelle : qui supporte bien les œufs, le lait, le fromage, le beurre, les légumineuses et les farineux, peut se faire sans difficulté végétarien.

Nous avons plus haut envisagé la digestibilité des

aliments végétaux ; la façon de les préparer y joue un grand rôle [1].

Dans quels cas conseillez-vous le régime végétarien ?

Toutes les fois que la totalité des dépenses du travail, de l'organisme, se trouve notablement diminuée.

L'être humain doit chercher dans l'alimentation les énergies pour les trois ordres de travail suivants :

1° Travail viscéral — (comprenant fonctionnement des organes et production de la chaleur du corps) ;

2° Travail physique — (c'est-à-dire travail musculaire) ;

3° Travail intellectuel.

Alors, quel que soit le régime :

Adapter, chez une personne saine, les aliments comme qualité et comme quantité, à la quantité et à l'espèce du travail.

Chez une personne malade, agir en réduisant le travail — et alors choisir les aliments en conséquence.

N'y a-t-il pas exagération à opposer le régime « carné » au régime végétarien ? La consommation de végétaux n'accompagne-t-elle pas habituellement celle de la viande ?

Parfaitement, aussi lorsqu'on dit régime carné on pense à un régime où la viande constitue la part *prépondérante* — le type en est le régime adopté en Angleterre.

Le régime carné presque exclusif, tel que le prati-

[1] Voir page 29 : Préparation des aliments et pages 106 et 126.

quent les Esquimaux (se nourrissant surtout de poissons et de graisses), est exceptionnel.

Entre ce régime carné ainsi défini et le régime végétarien on peut placer le régime mixte — c'est le régime végétarien complété d'une consommation modérée et plutôt restreinte de viande. On a ainsi :

1° Régime *carné* — beaucoup de viande — peu de végétaux, œufs, lait ;

2° Régime *mixte* — peu de viande — beaucoup de végétaux, œufs, lait ;

3° Régime *végétarien* — pas de viande — uniquement végétaux, œufs, lait.

Par quelles considérations doit être déterminé le choix d'un de ces régimes ?

Ces considérations sont au nombre de sept :

1° Nécessité ;

2° Climat ;

3° Travail ;

4° Éducation ;

5° Age ;

6° Maladie ;

7° Cures d'air et d'altitudes.

Qu'entendez-vous par la nécessité qui peut intervenir dans le choix du régime ?

Toutes les fois qu'il y a impossibilité d'avoir de la viande en parfait état de fraîcheur, il vaut mieux s'en abstenir complètement.

Ces cas peuvent se présenter partout, pendant les saisons d'été, lors de fortes chaleurs ; ils ont habituellement lieu dans les régions à haute altitude, où le transport est rare et difficile, dans les villages et campagnes isolés, enfin dans les pays chauds.

Au contraire, dans les pays du Nord et avoisinant la mer où la végétation est pauvre ou ne fournit presque rien, le régime carné (viandes, poissons) s'impose.

Le climat ne doit-il pas jouer un rôle important au point de vue du choix de régime?

En ce qui concerne le climat, on peut dire qu'il y a trois zones de régime préférable (régime d'autant moins surchargé de principes nutritifs, que le travail viscéral est allégé par la moindre production de chaleur) :

Première zone : Climat du Nord. Carnisme.

Deuxième zone : Climat tempéré. Régime mixte.

Troisième zone : Climat Equatorial. Végétarisme.

Le lazarone de Naples, travaillant peu, radiant, perdant peu de chaleur, se trouve bien de manger sobrement, d'être au régime végétarien, tandis que l'esquimau du Grœnland, ramant toute la journée dans son kayack, par une température de 50° inférieure à celle de son corps, arrive à digérer sa viande et à brûler la graisse dont il se nourrit.

Comment le travail doit-il influer sur le choix du régime?

Excellent pour vivre au repos, bon pour du travail physique modéré en plein air (paysans) — le végétarisme est insuffisant, pour fournir du travail cérébral intensif.

Les ordres religieux qui ont adopté un régime doux, peu carné en général, n'ont pas de *travail cérébral productif* à fournir.

Les Bénédictins qui autrefois travaillaient cérébralement avaient un régime moins sévère.

De même, toutes les fois qu'il y a un travail excessif à fournir, que ce soit du travail physique ou intellectuel, lorsqu'il s'agit de surmenage forcé et prolongé, il est nécessaire de recourir à la suralimentation par la viande.

Par contre, un travail intense est indispensable pour faire équilibre à la supernutrition par la viande, — mais les deux réclament un système nerveux vigoureux. — Une locomotive puissante peut recevoir une charge de charbon, dont la chaleur ferait éclater une chaudière plus faible, elle dépensera en vitesse et en force de traction cette surcharge de chaleur, qui ne produirait que des désastres avec une machine moins résistante.

A quel âge le régime végétarien peut-il constituer sans inconvénient le régime habituel?

Chez les personnes âgées et chez les très jeunes enfants au-dessous de l'âge de cinq ans.

Chez ces derniers le lait, les œufs, les bouillies de céréales, les purées de légumineuses, fournissent, abondamment, les matériaux nécessaires à la croissance.

Le végétarisme chez les adolescents, jeunes filles et jeunes gens, est-il bon à essayer?

Habitués au régime carné, ce n'est pas au moment où le travail (cérébral ou physique) et la croissance intensive vont de pair, qu'il faut leur imposer ce changement de régime.

Une nourriture substantielle est au contraire nécessaire à cette époque de la vie, où l'hypernutrition n'est pas à craindre.

Quant aux maladies, comment généraliser l'indication du régime végétarien ?

D'une façon générale, pendant la convalescence des maladies, le régime végétarien s'impose avant de reprendre le régime mixte ou carné, car les convalescents sont momentanément dans les conditions des personnes fatiguées, neurasthéniques, dont il va être question.

Le régime végétarien est-il donc à préférer chez les personnes nerveuses ?

Chez les nerveuses excitées, le régime végétarien, s'il est supporté, agit comme modérateur puissant — il est alors recommandable.

C'est la même raison qui doit le faire employer, — sur avis du médecin, — chez les enfants turbulents et excités.

Les personnes neurasthéniques dont le système nerveux est extrêmement susceptible à l'action des toxines digestives, doivent chercher à réduire ces dernières, en se nourrissant d'aliments végétaux de préférence.

Cependant, que ce soit le régime végétarien ou mixte, ce qui importe chez elles, c'est que les aliments soient frais, sains, qu'elles les digèrent bien et qu'elles les combinent de façon à ne pas se laisser affaiblir.

Chez les jeunes filles nerveuses, vers l'âge de la puberté c'est, par contre, un régime substantiel et même la suralimentation qui s'imposent pour modérer l'excitabilité nerveuse, due dans ces cas plutôt à la faiblesse.

Comment procéder si l'on veut adopter le régime végétarien ?

Il est inutile de donner une liste spéciale d'aliments, puisque sur la table générale des aliments ils se trouvent tous rangés dans leur ordre de valeur nutritive.

Il s'agit surtout de :

Savoir combiner les aliments, c'est-à-dire de *Savoir établir les menus*.

Pour cela il faut avoir en mémoire la valeur nutritive de chaque aliment en particulier et se souvenir que :

1° Les aliments complets ou essentiels et les aliments complémentaires doivent être associés pour arriver à former un menu ni trop, ni trop peu nourrissant ;

2° Les aliments complémentaires et les aliments accessoires, associés seuls — vont donner un repas insuffisamment nourrissant ;

3° Les aliments essentiels et les aliments complets, associés seuls entre eux — vont constituer une cuisine monotone, trop nourrissante et indigeste.

Pour résumer : il faut dans un menu combiner les aliments très nourrissants avec ceux qui le sont peu ; cela permet de *varier* la cuisine [1] et d'éviter en même temps l'*insuffisance* de nourriture.

Ci-contre l'indication de quelques menus végétariens, ainsi que des exemples de bonnes ou mauvaises combinaisons, ces dernières pour apprendre à les éviter.

---

[1] La cuisine végétarienne demande habituellement une préparation plus prolongée (comme soins et cuisson) que la cuisine rapide avec de la viande.

Exemples de menus végétariens

Premier jour.

DÉJEUNER. — Pommes cuites au four; froment cassé; pain de Graham.

DINER. — Soupe à l'avoine; macaroni bouilli; pruneaux cuits; sandwich aux pommes; pain de Graham [1].

SOUPER. — Lait; biscottes; fruits en conserve.

Deuxième jour.

DÉJEUNER. — Cerises; riz avec sauce au citron; pain de Graham; fruits en conserve.

DINER. — Soupe aux pois secs; pommes de terre; semoule aux fruits nouveaux; poires en conserve; pain de Graham.

SOUPER. — Omelettes; gelée aux pommes; pain de Graham.

Troisième jour.

DÉJEUNER. — Oranges; orge bouilli avec crème ou bon lait; biscottes de pain de Graham; gelée de coing.

DINER. — Soupe au céleri; haricots blancs secs; salade de laitue; carottes à la crème; pruneaux; pain de Graham.

SOUPER. — Bouillie aux pommes; pain de Graham.

[1] Le pain de Graham est du pain fait avec de la farine non blutée.

Quatrième jour.

Déjeuner. — Pêches ; orge perlé avec sauce au citron ; pain grillé aux prunes ; pain de Graham.

Dîner. — Soupe jardinière ; purée de pois secs ; salade aux choux ; bouillie à la farine de Graham ; pain de Graham ; fruits.

Souper. — Lait ; pain de Graham ; pommes cuites.

Cinquième jour.

Déjeuner. — Bouillie d'avoine ; biscottes ; fraises à la crème.

Dîner. — Soupe au riz ; purée de lentilles ; bouillie aux pommes ; froment aux raisins secs ; pain de Graham ; fruits frais ou en conserve.

Souper. — Pain grillé à la crème (ou au lait) ; gelée de groseilles ; pain de Graham.

Sixième jour.

Déjeuner. — Raisins ; farine de maïs ; pain grillé aux pommes ; pain de Graham.

Dîner. — Soupe aux carottes ; choux aux tomates ; orge aux raisins secs ; blanc-manger à l'avoine ; pain de Graham ; cerises en conserve.

Souper. — Lait ; biscottes ; gelée de framboises.

Septième jour.

Déjeuner. — Poires ; semoule ; pain de Graham ; fruits cuits.

Dîner. — Soupe aux haricots verts ; pois secs ;

pain grillé à la crème ; pain de Graham ; fruits cuits ou frais.

Souper. — Pommes au citron ; pain au lait ; figues sèches.

Bonnes et mauvaises combinaisons

Bonnes combinaisons.

Graines et fruits.
Graines et lait.
Graines et légumes,
Graines et œufs.
Lait et sucre.

Passables.

Lait et fruits doux (sauf dattes conservées dans sucre de canne).
Œufs et fruits doux.
Lait et œufs.
Sauces au lait et légumes.
Graines, fruits et lait.

Mauvaises.

Lait et fruits acides.
Lait et légumes gras.
Fruits et légumes.
Fruits acides et œufs.
Fruits et graisses, beurre, huile.

CHAPITRE VII

VÈTEMENTS DE DESSOUS

SOMMAIRE

CHAPITRE VII

VÊTEMENTS DE DESSOUS

Comment allez-vous diviser l'étude des vêtements ?

Nous étudierons successivement :

I. Les vêtements de dessous.

II. Les vêtements de dessus.

III. Les vêtements de la tête et des extrémités (mains, pieds), et nous finirons par une étude sur le *corset*, vêtement intermédiaire entre ceux de dessous et de dessus.

Qu'est-ce que vous désignez par vêtements de dessous ?

Ce sont les pièces de vêtements appliqués au contact immédiat de la peau et séparant celle-ci des vêtements de dessus.

Compris sous le nom de « linge de corps », ils peuvent être confectionnés en tissu :

1° De toile (ou batiste).

2° De coton.

3° De laine.

Pourquoi passez-vous sous silence la soie ?

Le linge, étant destiné à être mis en contact avec la peau, se recouvre, d'une part, des poussières contre lesquelles il la protège, et s'imprègne d'autre part de ses produits de sécrétion et d'excrétion, ainsi que des odeurs et des gaz exhalés par le corps. Le souci de la santé exige le nettoyage très fréquent du linge ainsi souillé ; il en résulte que :

« Être lavable et supporter une lessive détersive » doivent être les qualités essentielles des tissus pour vêtements de dessous — ce qui n'est pas le cas pour la soie.

Aussi une femme sérieuse et soignée repousse la « lingerie de soie » et même la batiste de couleur.

N'existe-t-il pourtant pas l'usage de porter de la laine qui n'est pas non plus facilement lavable ?

Parfaitement, mais ce sont des vêtements d'un usage moins général, que le linge en toile et en coton. Les tissus de laine employés pour les vêtements de dessous sont de trois sortes : on emploie tantôt un tissu uni : la flanelle ; tantôt des tissus à mailles : tricots de laine ; tantôt enfin des mélanges de laine et coton, sous forme de tricot aussi.

En résumé, de combien d'espèces de tissu se sert-on pour la confection des vêtements de dessous ?

Si aux tissus précédemment énumérés on ajoute le tricot de coton, on se sert :

I. Des tissus unis :

1° Batiste ;

2° Toile ;

3° Coton ;

4° Flanelle.

II. Des tissus à mailles :

1° Tricot de laine ;

2° Tricot de coton et de laine ;

3° Tricot de coton.

Pourquoi ce grand nombre de tissus ?

Parce qu'un même tissu ne convient pas dans toutes les circonstances.

Quelles sont les raisons qui doivent déterminer le choix des tissus pour les vêtements de dessous ?

Le choix des tissus pour les vêtements de dessous dépend de trois conditions suivantes :

1° État de la peau ;

2° Saisons et climats ;

3° Genre de vie.

C'est-à-dire que le choix du vêtement doit être adopté aux variations dans les fonctions de la peau sous l'influence d'une de ces trois conditions.

Qu'est-ce que vous appelez « les fonctions de la peau »ˀ Que les parties distinctes du corps, appelées organes, aient des « fonctions » à remplir dans l'économie générale, c'est compréhensible, mais la peau qui n'est qu'une membrane de revêtement général et non pas un organe, aurait-elle aussi des « fonctions » déterminées ?

Elle en a, et elle pourrait même être comparée à un organe à fonctions multiples, accomplies : grâce à sa structure particulière (revêtement protecteur du corps, perméabilité aux gaz) ; grâce aux minuscules et innombrables appareils microscopiques contenus dans son épaisseur, et appelés glandes [1] ; grâce aux

---

[1] Dans la peau il y a deux ordres de glandes · les *glandes sébacées* qui sécrètent une substance grasse (matière sébacée). laquelle vient enduire la surface de la peau dont elle entretient la souplesse — et, d'autre part. les *glandes sudoripares* qui président à la sécrétion de la sueur.

Ce sont ces deux catégories de glandes qui par leur sécrétion souillent constamment la peau ; — c'est pourquoi celle-ci nécessite des soins minutieux tant en toilette (lavages. frictions), qu'en linge.

nerfs et terminaisons nerveuses spéciales qu'elle renferme ; enfin, grâce à l'extrême abondance des vaisseaux sanguins capillaires [2] qui cheminent dans ses couches profondes.

Aussi, en raison de ses fonctions, la peau peut être considérée comme un organe :

1° De protection ;

2° De sensibilité générale (au froid, à la chaleur, à la douleur);

3° De sensibilité spéciale (tactile) ;

4° De sécrétion et d'excrétion (sueur et matière sébacée) ;

5° D'absorption ;

6° De respiration ;

7° De régulation de la chaleur.

En quelle mesure, l'état de la peau doit-il influencer le choix d'un tissu, pour les vêtements de dessous ?

Il faut que le tissu appliqué sur la peau ne soit pas désagréable; — une chemise ou des bas de laine rude irritent et énervent.

Certaines peaux s'enflamment, ont des éruptions au contact de la laine.

Sur la peau délicate d'un jeune enfant, on appliquera de la batiste ou une toile fine, tandis que la toile à grain plus grossier, ou le coton, n'offrent aucun inconvénient pour les adultes.

Une peau, soumise à des lavages, ablutions, frictions et bains fréquents, imprégnera moins les vêtements de ses produits d'excrétion et de sécrétion, ainsi que des gaz exhalés, les souillera moins en un

[2] Capillaires — mot grec signifiant : « de la finesse d'un cheveu.

mot, qu'une peau dont les soins sont négligés. Pour celle-ci, le changement plus fréquent du linge, son lessivage plus profond nécessitent le choix d'un tissu plus grossier et plus résistant.

Les vêtements de dessous, portés immédiatement sur la peau, sont la chemise et le pantalon. — En quel tissu faut-il les confectionner ?

La toile, qui, par sa perméabilité à l'air et sa minceur, n'empêche pas la peau de respirer, est le mieux indiqué pour la confection des chemises et des pantalons ; de tous les tissus, elle absorbe le moins les odeurs, sécrétions et gaz exhalés par la peau. Exceptionnellement sous forme de batiste, on l'emploiera plus fréquemment en tissu assez fort, résistant aux lavages. La toile grossière convient mieux aux personnes que leurs occupations obligent à des mouvements étendus des bras, des tiraillements et des chocs. Il est d'ailleurs très sain de porter des chemises de toile grossière, elles remplissent l'office d'un gant de crin.

En somme, lorsque par la saison, le climat ou le travail on n'est pas exposé à une transpiration intense, ou à un froid excessif, le linge de toile est à préférer à tous les autres.

Alors le froid et la transpiration constituent les indications d'emploi d'autres tissus que la toile ?

Le rôle de préserver le corps contre le froid incombe surtout aux vêtements de dessus, mais lorsque le froid est très rigoureux, on peut être amené à choisir des tissus plus chauds, même pour le vêtement de dessous.

Les tissus les plus chauds sont les laines, puis viennent dans l'ordre décroissant : la soie, le coton, la toile de lin, le chanvre.

Pourquoi, tel tissu protège-t-il moins contre le froid que tel autre ?

Un tissu protège d'autant mieux contre le froid qu'il contient entre ses mailles plus d'air emprisonné — l'air étant un très mauvais conducteur de la chaleur.

Si deux vêtements superposés tiennent plus chaud qu'un seul d'épaisseur double, cela tient à la couche d'air [1] renfermée entre les deux.

Sur quoi reposent les avantages des tissus de laine, appropriés à la confection des vêtements de dessous ?

La *flanelle* et le *tricot* sont les deux sortes de tissus de *laine pure*, appropriée à cet usage.

La *flanelle*, comme tout tissu de laine, renferme beaucoup d'air entre ses mailles ; épaisse, et offrant à sa surface des fibres villeuses, dont l'élasticité l'empêche de s'appliquer exactement contre la peau, elle ménage à l'air un espace entre elle et le corps.

Les étoffes à mailles lâches et villeuses sont, pour les mêmes raisons, plus chaudes que celles qui sont lisses, unies et à mailles serrées ; aussi les tissus disposés en *tricot* sont très chauds : tels les tricots de

[1] Le vêtement protège contre le froid et le refroidissement, en *supprimant la perte de chaleur par rayonnement* : il agit à la manière d'un écran, mauvais conducteur de chaleur, qui l'emmagasinerait au contact du foyer, mais en perdrait peu au dehors, par radiation.

En résumé, le vêtement ne réchauffe pas, mais il empêche le refroidissement et conserve ainsi la chaleur naturelle du corps.

coton, de soie, de laine ou mélangés : fil et coton, laine et coton. Ils sont utiles pendant la saison froide.

La flanelle lavée de nombreuses fois, moins moutonnée, à tissu resserré, est moins chaude que la flanelle neuve.

Le *tricot de laine,* plus épais et plus villeux encore que la flanelle, est le tissu le plus chaud ; toutefois son contact, désagréable à la peau, demande parfois l'interposition du linge de toile entre le corps et lui.

Quels sont en somme, parmi les tissus plus chauds que la toile, ceux qu'il convient de porter par le temps froid ?

Ces tissus sont, en commençant par les plus chauds :

1° Tricot de laine — contre les grands froids ;

2° Tricot de laine et coton ;

3° La flanelle — par la température très fraîche ;

4° La finette de coton ;

5° Le tricot de coton.

Y a-t-il des inconvénients à substituer à la toile pure de lin, trop chère souvent, de la toile de coton ou de fil et coton mélangés ?

Le coton, plus chaud que la toile, mais moins agréable à la peau, absorbe davantage les odeurs et les sécrétions cutanées.

Par les températures modérées, égales, lors d'un genre de vie sédentaire, il peut remplacer la toile sans inconvénient spécial.

Quant au linge de soie, vous en rejetez l'usage malgré que ce soit un tissu chaud ?

Son prix très élevé et la difficulté du lessivage rendent la soie impropre, comme vêtement de dessous, bien que sa légèreté, sa mauvaise conductibilité pour la chaleur pourraient en faire un vêtement chaud et agréable dans les climats tempérés.

Dans les cas de transpiration, quelles sont les étoffes à préférer, pour le vêtement de dessous ?

Toutes les fois qu'on est exposé à transpirer abondamment, il est sage de porter un vêtement de *flanelle*, au contact de la peau.

Les causes de la transpiration [1] pouvant être :

1° Un degré élevé de la *chaleur de l'atmosphère ;*

2° Un travail musculaire exagéré — exercice corporel ou travail manuel ;

3° Un état général maladif.

Il s'ensuit que le port de la flanelle est indiqué :

1° Dans les climats torrides ;

2° Pendant les saisons chaudes de l'année ;

3° Au cours des exercices corporels, des sports dans certains ateliers, chez des malades.

Pourquoi la flanelle est-elle utile dans les cas de transpiration ?

1° La flanelle évite le refroidissement trop brus-

[1] La peau rejette continuellement de la sueur, mais comme celle-ci s'évapore au fur et à mesure de sa production, on n'aperçoit pas d'humidité à la surface de la peau, sauf quand elle est couverte d'un tissu imperméable (un gant de peau par exemple) ou quand la transpiration est trop abondante.

La production et l'évaporation de la sueur est pour l'organisme le moyen de lutter contre l'élévation de sa température (qui doit se maintenir à 37° environ). En arrosant la peau de liquide, la nature fait ce que nous faisons lorsque nous arrosons la terre, une route, le plancher d'une pièce — pour nous rafraîchir, par évaporation de cette eau.

que du corps, résultant de l'évaporation trop rapide
de la sueur.

S'imbibant, se mouillant lentement de sueur,
mais, en revanche, séchant aussi lentement, la
chaleur empruntée au corps par la flanelle, pour
sécher, — c'est-à-dire pour l'évaporation de la sueur,
se trouve réduite au minimum.

Il n'en est pas de même pour les tissus plus hygros-
copiques [1] que la flanelle et la laine en général :

Plus un tissu se mouille rapidement, plus aussi il
sèche rapidement — aux dépens de la chaleur du
corps.

2° La flanelle conservant toute l'élasticité de ses
fibres, parce qu'elle se mouille moins, protège contre
le refroidissement, en n'augmentant pas beaucoup la
perte de chaleur du corps par contact.

La toile de lin ou de coton mouillée a l'inconvénient de se coller contre le corps, en supprimant
ainsi la couche d'air d'interposition ; or, on sait que
les tissus mouillés sont de bons conducteurs de la
chaleur [2].

3° La flanelle, se mouillant lentement, et même
mouillée, reste perméable à l'air.

La toile de lin et de coton mouillée devient
imperméable à l'air.

---

[1] On appelle propriété *hygroscopique*, la capacité des tissus
d'absorber de l'eau. Le tissu le plus hygroscopique est la toile
de lin; elle se mouille facilement et sèche vite : — viennent
ensuite par ordre décroissant : le coton, la soie, la laine.

[2] Précisément parce que l'air chassé de leurs mailles est
remplacé par l'eau. Le corps, couvert de tissus mouillés, perd
trois fois plus de chaleur que s'il était nu.

Elle empêche[1] alors l'évaporation et la respiration cutanées.

Le refroidissement constitue donc le grand danger de la transpiration ?

L'évaporation étant une cause très énergique de refroidissement, il est dangereux, quand on est en transpiration, de conserver sur soi des vêtements mouillés et de se placer immobile à l'ombre ou dans un courant d'air.

On peut, par contre, et sans aucun danger, tout en transpirant, se mettre tout nu, — au soleil — dans un bain — sous une douche froide.

En général, quand on a un vêtement mouillé sur soi, il faut l'enlever et mettre des vêtements secs, s'exposer au feu ou au soleil et bien se couvrir. On peut, en ces moments, prendre une boisson chaude, éviter par contre les froides.

Si toutefois, on ne peut pas changer de vêtements — il faut faire de l'exercice[2] — ou se couvrir chaudement à l'aide de couvertures de laine sèches[3].

Les tissus nous étant connus, quelle forme de chemises faut-il préférer ?

Les choisir ni trop amples, ni trop collantes.

Trop ample, la chemise ferait des plis gênants.

Trop collante — la couche d'air d'interposition, qui contribue à conserver la chaleur du corps, fait défaut, et la circulation de l'air autour du corps, si

---

[1] Les mailles de tissu étant remplies d'eau, la circulation de l'air à travers le vêtement se trouve interceptée.

[2] Pour développer de la chaleur supplémentaire.

[3] Pour atténuer l'intensité de l'évaporation.

minime qu'elle soit, se trouve entravée, au détriment de la respiration cutanée [1].

L'usage des chemises de nuit est-il à conseiller ?

Comme les vêtements absorbent les gaz, le changement de chemise, le soir, permet d'aérer, pendant ce temps, la chemise de jour.

La chemise de nuit doit être longue, pour tenir chaud, avoir des manches et monter jusqu'au cou.

En toile en été, elle peut être en finette de coton, en hiver.

Elle ne doit être serrée ni autour du cou, ni aux poignets, pour ne pas empêcher la peau de respirer.

Très longue, dépassant les pieds chez les jeunes enfants, on peut, chez eux, attacher un côté de la chemise à l'autre, au niveau de son bord inférieur, pour qu'ils ne puissent se découvrir la nuit et prendre froid.

Il est mauvais de garder la nuit, sur le corps, d'autres vêtements que la chemise. Les bas, les caleçons, les bonnets de nuit gênent la circulation du sang et la respiration cutanée, et prédisposent à la transpiration.

Quelle forme de pantalons est il préférable d'adopter ?

Ce sont les pantalons fermés.

Question de décence chez les petites filles, à robe courte, c'est pour les femmes adultes une question d'hygiène : les pantalons fermés seuls protègent bien les parties intimes du corps contre les poussières soulevées par les jupes et les jupons.

En hiver, ils tiennent plus chauds.

---

[1] *Cutanée* veut dire ici *de la peau*, du mot latin *cutis* — la peau.

Mais les pantalons fermés, boutonnés sur le côté ne sont pas très commodes pour les femmes, gênées dans leurs mouvements par le poids et la longueur de leurs jupes et jupons ?

Dans ces cas, on peut adopter un pantalon fermé, mais à dispositif différent du modèle courant ; par exemple, *un pantalon à fermeture croisée*[1].

Quant aux vêtements intermédiaires : jupons et cache-corsets, quelles sont les remarques à faire à leurs propos ?

Porter des jupons aussi peu nombreux et aussi légers que possible.

Les jupons seront confectionnés en tissu lavable de préférence, au moins en ce qui concerne le petit jupon de dessous, au contact du pantalon.

Il vaut mieux porter, en hiver, des pantalons en tissu plus chaud, que de porter des jupons trop lourds, sous prétexte de chaleur.

Une ceinture de flanelle tient plus chaud qu'un jupon.

Le tissu du cache-corset sera choisi selon les saisons :

Batiste ou tricot de fil en été, le tricot de coton et de soie sera préféré en hiver.

Le tricot de fil à l'avantage, pour les femmes, de bien soutenir les formes du corps.

[1] Ce pantalon fermé sur les côtés et aussi dans sa partie supérieure en avant, est ouvert en bas et en arrière. Les deux côtés de l'ouverture sont assez amples pour pouvoir se croiser l'un sur l'autre et de la sorte se superposer.

Pour ouvrir le pantalon sans le défaire, il suffit de faire glisser le fond du derrière sur la coulisse, en amenant le bord vers la hanche de son côté.

CHAPITRE VIII

VÊTEMENTS DE DESSUS

SOMMAIRE

CHAPITRE VIII

VÊTEMENTS DE DESSUS

Robes, jaquettes, manteaux, sont les pièces principales dont se composent les vêtements de dessus chez la femme. De leur triple rôle :

1° Protéger contre le froid ; 2° servir la décence ; 3° constituer une parure, — n'est-ce pas leur rôle de protection contre le froid qui seul intéresse l'hygiène ?

Le rôle de protection, qui incombe aux vêtements de dessus, est plus vaste, bien que : — *aider à conserver la chaleur propre du corps,* — soit leur rôle principal, en dehors des pays tropicaux.

Au point de vue de l'hygiène, il faut que les vêtements de dessus *protègent* contre :

1° Le froid ; 2° l'excès de chaleur ; 3° les intempéries (pluie et vents), sans empêcher :

1° La peau de respirer ; 2° le sang de circuler librement ; 3° les organes de garder leur place et de fonctionner normalement.

Pour se garantir du froid, faut-il se couvrir beaucoup ou vaut-il mieux s'habituer à être vêtu d'une façon relativement légère ?

Avoir des vêtements *chauds* et *légers* serait l'idéal.

Toute surcharge de vêtement est mauvaise :

1) Par la transpiration qu'elle provoque, au moindre mouvement ;

2) Par la susceptibilité à l'influence du froid, qu'elle fait naître.

S'endurcir contre le froid est plus sain que se vêtir trop chaudement.

Pour « s'endurcir », suffit-il d'échanger des vêtements trop chauds contre des vêtements plus légers ?

La *transition*, dans les habitudes de se vêtir, doit être faite *doucement*.

Il faut *s'endurcir avant* de remplacer l'*excès* par le *peu* de vêtements.

S'endurcir veut dire s'habituer progressivement à *réagir* contre le froid, dans la mesure permise par la constitution individuelle.

Comment arrive-t-on à « s'endurcir » ?

Par les trois moyens suivants :

1° Hydrothérapie froide ou mitigée (ablutions, douches, bains) ;

2° Exercice musculaire dans l'air froid ;

3° Cure d'air d'hiver.

Et d'une façon générale par tout ce qui arrive à fortifier le corps et la santé.

Etes-vous alors partisan d'habiller légèrement les enfants et de les laisser aller jambes nues en hiver ?

Non, pas par les grands froids. L'action momentanée du froid est bonne, *quand,* et *parce* qu'elle conduit à la réaction ; mais son action continue est mauvaise, car elle est dépressive.

Le vêtement des enfants dépend d'ailleurs beaucoup de la force de leur constitution et de leur éducation. Tel enfant vigoureux, élevé dès son jeune âge à l'eau froide et à l'exercice en plein air par tous les temps, pourra en hiver être vêtu bien plus légèrement, que l'être délicat, dont l'enfance a dû être environnée de soins et de chaleur, et qui tomberait rapidement malade, si on ne l'entourait pas des précautions voulues.

Nous ne pouvons ici tracer que des lignes générales, laissant à l'intelligence de chaque mère ce qu'il faut décider dans les cas particuliers.

Dans quel sens l'action du froid est-elle surtout nuisible ?

Le froid ralentit la circulation et la vie locale qui en est la conséquence. L'*impression prolongée du froid* constitue une véritable souffrance.

La fatigue et le froid agissent dans le même sens : un homme *fatigué*, qui s'expose *au froid* et à l'*élément contagieux*, est sûr de prendre une maladie, dont l'éclosion tient à ces trois causes réunies (p. 192).

Un homme fort, non soumis au froid, résistera au contage. Lorsqu'on n'est pas fatigué, on supporte bien mieux le froid ; fatigué, on ne le supporte pas.

Donc, aux enfants faibles et fatigués, des vêtements plus chauds qu'aux enfants forts et vigoureux. La même règle s'applique-t-elle aux femmes?

La femme, être souvent fatigué, doit, sans tomber

---

[1] Des individus assez forts résistent au froid en s'aidant de l'action temporaire de l'alcool. C'est pourquoi un homme en état d'ivresse, couchant en plein air ne prend pas de pneumonie ; — l'alcool le réchauffe, s'il en a pris une dose suffisante.

dans l'excès contraire, éviter de se vêtir trop légèrement.

De même que, par coquetterie, des femmes se privent d'une nourriture suffisante, de même, pour garder l'apparence svelte, certaines d'entre elles ne se vêtissent pas assez.

Il est fréquent de voir des douleurs, des congestions des organes internes, de mauvaises digestions s'atténuer ou même disparaître à la suite du port de vêtements suffisamment chauds.

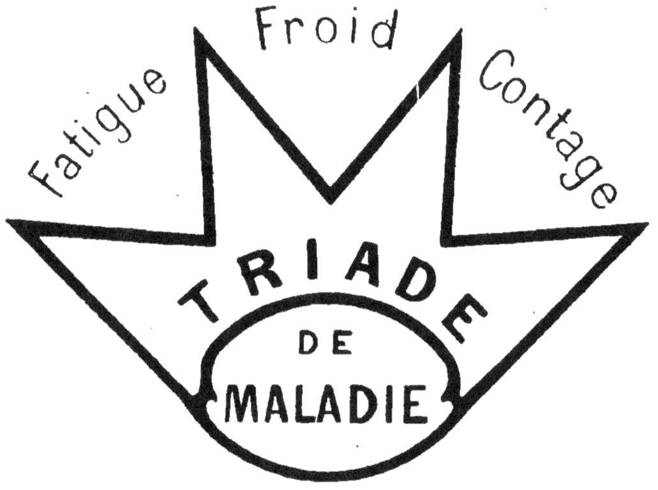

Fig. 3.

Comment procéder dans le choix des tissus pour les vêtements de dessus, pour se garantir contre le froid?

Il faut tenir compte : de la matière, de la texture et de la couleur des tissus.

Matière. — D'après ce qui a été dit, la laine est le tissu le plus chaud, la soie l'est un peu moins ; viennent ensuite, le coton et le lin [1].

---

[1] Une étoffe dont il faut rejeter absolument l'usage pour

Contre les grands froids, la fourrure constitue évidemment le vêtement le plus chaud, à condition de tourner les poils à l'intérieur.

Texture. — Plus un tissu est épais, plus il est chaud, en ralentissant le passage de l'air, réchauffé au contact du corps. — La laine, excellente parce qu'elle est poreuse et très perméable à l'air, n'a qu'à être utilisée sous forme d'un tissu plus épais pour augmenter sa qualité de protection contre le froid.

Couleur. — La couleur blanche est celle qui fait perdre le moins de chaleur par rayonnement ; aussi, est-ce celle qui garantit le mieux contre le froid [1].

La nature nous en donne un exemple, par la couleur blanche de la neige, ainsi que par la couleur du pelage des animaux des régions polaires.

Comment se protège-t-on par le vêtement, contre la chaleur ?

De même que le vêtement empêche le corps de perdre trop de chaleur dans un milieu froid, de même il empêche la chaleur de l'air extérieur d'arriver à son contact, et d'agir directement sur lui.

La propriété du vêtement — d'être mauvais con-

---

les vêtements de *dessus*, c'est le pilou, tissu de coton, trop inflammable. Prenant feu avec une extrême facilité, à la manière du fulmi-coton, il constitue un danger permanent pour les femmes ayant à manier soit le gaz, soit des lampes à essences, dans leur ménage, ou pour les soins de leur toilette.

[1] La couleur noire est à tort considérée comme plus chaude en hiver. Elle est plus chaude en été : une étoffe noire absorbe le double de chaleur lumineuse que n'en absorbe une blanche.

L'ordre du pouvoir absorbant des tissus selon leur couleur, est, en allant du plus au moins : noir, bleu, vert, rouge, jaune, blanc.

ducteur de la chaleur — lui permet de jouer ici le rôle d'un isolateur contre la chaleur de l'air.

La texture et la couleur des tissus ont-elles également quelque importance à cet égard ?

Elles ont une certaine importance.

Les tissus à mailles serrées, tissus lisses, de lin et de coton (toiles et batistes), sont parmi toutes les étoffes celles qui laissent passer le moins de chaleur ; aussi, les cotonnades sont-elles universellement adoptées comme vêtements de dessus dans les climats chauds.

Une exception doit cependant être faite, pour certaines étoffes de laine très épaisses : impénétrables à la chaleur de l'air grâce à leur épaisseur, et utilisées sous forme de vêtements très amples, elles permettent de maintenir autour du corps une couche d'air à température inférieure à celle de l'air extérieur ; c'est là l'utilité du manteau de l'espagnol et du bournous blanc de l'arabe.

Quant aux couleurs, quelle est celle qu'il convient de porter pendant les grandes chaleurs ?

C'est la couleur blanche ; elle isole le mieux contre la température ambiante élevée.

De toutes les couleurs, la blanche absorbe le moins de chaleur solaire.

En quelle mesure les vêtements de dessus peuvent-ils protéger contre le vent et la pluie ?

En mesure de leur imperméabilité à l'air ou à l'eau ; aussi, les vêtements capables de protéger l'homme contre les intempéries — vent et pluie — sont peu nombreux. Ce sont les vêtements en cuir, en caoutchouc, et en tissus alunés et paraffinés.

Le cuir et le caoutchouc, qui seuls protègent réellement et radicalement contre l'air et l'eau, sont des vêtements d'autant moins hygiéniques[1] qu'ils sont plus complets, c'est-à-dire qu'ils couvrent une plus grande partie du corps ; mais certaines circonstances (pluie, vent, automobiles) peuvent les rendre nécessaires, et autorisent leur usage, faute de mieux.

Bons conducteurs de la chaleur, le cuir et le caoutchouc en font perdre beaucoup, lorsque la température extérieure est basse ; à cet égard, la soie caoutchoutée est préférable au caoutchouc pur.

Les tissus imperméabilisés par l'alunage et le paraffinage sont perméables à l'air ; quant à l'eau, ils ne sont pas des imperméables proprement dits, mais la pluie glisse sur eux sans les pénétrer, de même que l'eau glisse sur une surface grasse, sans y adhérer et sans la mouiller.

Cependant, le nettoyage difficile de ces étoffes paraît un obstacle à leur usage.

L'imperméabilité des étoffes paraffinées (après l'alunage préalable) est plus durable que celle des tissus imprégnés seulement des sel d'alun.

La forme du vêtement imperméable est à considérer : le collet ou la pèlerine longue, ne s'appliquant pas étroitement contre le corps, sont à préférer. Donnant largement accès à l'air, ils favorisent moins la transpiration.

A part ces tissus spéciaux imperméables à l'eau, n'est-il pas possible de se préserver de la pluie par les tissus d'usage habituel ?

[1] Par suite de leur imperméabilité à l'air : en empêchant sa circulation autour du corps, ils déterminent la transpiration, pour peu qu'on développe de la chaleur par l'exercice, la marche, ou que la température ambiante soit assez élevée.

On est à l'abri des effets de la pluie tant que les vêtements de dessus ne sont pas complètement mouillés et pénétrés par l'eau : la propriété hygroscopique des tissus intervient à cet égard.

La laine demande le plus de temps pour être mouillée, et son imbibition par l'eau est d'autant plus lente que le tissu est plus épais ; mais une fois qu'elle est mouillée, elle est l'étoffe la plus lente à sécher.

Lourds, collants, les vêtements de laine, mouillés :

1° Faisant transpirer (devenus imperméables à l'air) ; 2° faisant perdre beaucoup de chaleur par conductibilité ; 3° empruntant beaucoup de chaleur au corps pour sécher, —
ne protègent pas davantage contre le refroidissement que les vêtements de soie, de coton ou de lin, lorsque la pluie est d'une violence ou d'une durée notables.

La « forme » du vêtement de dessus joue-t-elle aussi quelque rôle au point de vue de la protection du corps contre le froid, la chaleur et les intempéries ?

Parfaitement. La forme du vêtement n'est pas indifférente à cet égard.

Plus un vêtement est adapté aux formes du corps, mieux il protège contre le froid.

Tout le monde sait que les collets tiennent moins chaud que les vêtements ajustés, avec manches.

En règle générale, les vêtements de dessus, comme ceux de dessous, ne doivent être ni trop étroits, collants, ni trop amples.

Trop collants, l'absence de la couche d'air intermédiaire a pour effet d'empêcher le vêtement d'isoler suffisamment le corps contre le froid ou la chaleur extérieurs.

Trop amples, l'accès facile de l'air sous le vêtement, en active la circulation et détermine un prompt refroidissement du corps, si la température extérieure est basse.

Quel genre de robes, quant à leur forme, conseillez-vous en général ?

Deux cas sont à distinguer :

I. Les robes de fillettes ;

II. Les robes de femmes.

Envisageons-les successivement :

1. *Robes de fillettes.*

1. Elles doivent être assez amples, pour ne jamais gêner ni la respiration, ni la liberté des mouvements.

2. La robe princesse ou à empiècement avec plis descendants, très amples, convient aux petites filles.

3. La robe « costume marin » (comme pour les garçons), est préférable pour les fillettes plus grandes. (Dans ce cas, la jupe, non serrée à la taille, doit être fixée sur des bretelles, à une brassière ou à une sous-taille).

4. Rien n'est plus préjudiciable aux enfants, qui grandissent toujours, que les robes *exactement* ajustées.

5. Pas de robes serrées sur la poitrine.

Une robe trop serrée à ce niveau engage l'enfant à prendre une mauvaise attitude : les épaules et les bras sont attirés en avant, le corps les suit — il se penche, le dos s'arrondit, la poitrine se rétrécit.

L'enfant perd sa souplesse et sa grâce.

6. Donner toujours relativement plus de largeur à la poitrine qu'au dos.

Il vaut mieux, dans les corsages, rétrécir le dos et

donner beaucoup plus d'ampleur à la poitrine. Par
là, les bras se trouvent amenés en arrière, le corps
se redresse ; on donne toute la liberté aux poumons.

II. *Robes de femmes.*

*Quel genre de robe estimez-vous le meilleur pour
les femmes ?*

La robe princesse à plis, et non ajustée devant.

— La robe de chambre à pli Watteau,

— La robe Empire,

— La robe japonaise, le « kimono »,

rentrent dans cette catégorie de robes qui, se dra-
pant en partie autour du corps, l'enveloppant pour
le reste, donnent toute satisfaction à *l'esthétique*
autant qu'à *l'hygiène*. Car :

1° Voiler le corps ;

2° En révéler les contours ;

3° Sans en accentuer les imperfections ;

voilà ce que demande l'esthétique à l'habillement
féminin.

1° Éviter toute constriction ;

2° Répartir également le poids du vêtement sur les
épaules, les hanches, le reste du corps ;

3° Restreindre les robes à traîne à la maison et au
salon ;

voilà ce que réclame l'hygiène.

*Je ne vous demande pas comment concilier les
exigences de la mode avec celle de l'esthétique et de
l'hygiène — car il appartient à l'intelligence de
toute femme et à son initiative individuelle de ne
suivre la mode que :*

1° En la transformant à son goût ;

2° En la mettant en harmonie avec son physique ;

3° En l'adaptant aux principes d'hygiène — mais je désirerais connaître le « pourquoi » de ces trois prescriptions d'hygiène?

Ces trois prescriptions d'hygiène, concernant :

1° L'ampleur; 2° le poids ; 3° la longueur du vêtement, ont pour but d'éviter les inconvénients inhérents aux robes trop serrées, trop lourdes et trop longues et dont nous allons aborder l'étude.

I. — AMPLEUR DU VÊTEMENT

Qu'y a-t-il à dire à propos de l'ampleur du vêtement?

— Ne jamais porter de robes serrées ;

— Tout vêtement serré devient tôt ou tard cause de maladie ;

— La robe serrée torture et enlaidit la femme au lieu de la parer.

Quels sont les inconvénients des robes serrées?

Exerçant un certain degré de constriction :

1° Au niveau de la taille ou ceinture -- par le corset, ou par les ceintures de jupes ;

2° Au niveau du cou — par les cols montant très hauts et étroits, ainsi que par les cravates trop serrées ;

3° Au niveau de toute la poitrine — lorsque le corsage est trop « collant » et immobilise la femme, les robes serrées gênent :

1° La respiration — qui devient insuffisante — d'où des malaises ;

2° La circulation — qui se ralentit, d'où des congestions au delà des régions comprimées ;

3° La digestion — troublée par la déformation et

le déplacement que subissent l'estomac et l'intestin.

A cet égard, ce sont donc les corsages, les manches, ainsi que leurs cols et leurs poignets, qui méritent attention.

Je comprends qu'un corsage serré de partout gène la respiration, par suite de l'impossibilité de faire de grands mouvements d'inspiration — mais comment se produisent les troubles de la circulation?

La constriction au niveau de la taille, comprimant le foie et la rate — et autour du cou, par les cols trop hauts et trop étroits — ralentit le cours du sang et l'empêche de refluer vers le cœur. Il s'accumule alors dans les régions situées au delà du lien constricteur : à la tête et au bas-ventre, aux jambes. C'est là que nombre de femmes doivent chercher, d'une part, l'origine des congestions des organes abdominaux, et des varices, et d'autre part l'origine des bouffées de chaleur et des vertiges — des rougeurs de la face, du nez — des congestions de la tête, — dont la répétition fréquente ne tarde pas à abîmer le teint.

Quelle pitié en face d'une femme, qui, sous prétexte d'être bien mise, met un corsage collant, serré de toutes parts, avec un col trop haut, étroit, immobilisant la tête.

Respirant avec peine, essoufflée pour un rien, la figure congestionnée, le teint jaunâtre de mauvaises digestions, elle s'avance toute raide et automatiquement, comme un mannequin!

Ici, il n'est plus question de grâce, de souplesse, ni de beauté — A cet égard :

L'hygiène est la santé et la santé — la beauté.

Ne réprouvez-vous pas aussi les manches trop

collantes, exigées parfois par le caprice de la mode?

Certainement ; les manches trop collantes amènent : — la gêne des mouvements — la gêne de la circulation — la fatigue et l'engourdissement des bras trop serrés.

Il est cependant facile de concilier la mode avec l'esthétique — sans négliger l'hygiène ; il suffit de porter les manches *ajustées sans être collantes* — le degré d'ampleur au delà de cette limite peut rester une question de goût et de mode.

Qu'ont de commun les poignets et le col, pour que vous les ayez cités ensemble?

Etant la bordure du vêtement, ils doivent être assez larges pour laisser l'air circuler, et la peau respirer, à travers l'espace qu'ils laissent libre, comme l'air de la chambre se renouvelle par les interstices des portes et des fenêtres — heureusement, mal jointes.

Ce sont les soupapes de sûreté de la ventilation cutanée.

II. — POIDS DU VÊTEMENT

Quelle importance peut-il y avoir, à porter des robes lourdes ou légères?

Le poids du vêtement, indifférent pour les robes princesses où il se trouve réparti sur les épaules, les hanches et le reste du corps, doit être pris en considération, lorsqu'il s'agit des robes composées de deux pièces : la jupe et le corsage.

Dans ces cas la pièce la plus pesante est la jupe — et tout son poids repose uniquement sur les hanches.

Pour faire tenir la jupe, sans qu'elle glisse sur les hanches, entraînée par son poids, on la serre autour de la taille, et cela d'autant plus fortement que la jupe est plus lourde. De plus, par son poids, elle augmente la pression que le corset, reposant sur les hanches et le ventre, exerce sur la masse des organes abdominaux [1].

Diminuer le poids d'une jupe, c'est diminuer les chances d'une trop forte constriction de la taille et d'une pression exagérée de haut en bas, sur la masse des viscères abdominaux — ce qui présente un certain inconvénient.

A ce point de vue la jupe courte, appelée « trotteuse »; a l'avantage d'être d'un poids inférieur à celui de la jupe à traîne.

III. — Longueur du vêtement

« Pas de robe à traîne hors la maison » telle est *la prescription d'hygiène que vous émettez — quelle en est la raison?*

1° *Souillures des bords de la robe par les impuretés :* — boue, flaques d'eau, crachats — rencontrées sur le sol ou sur le plancher des voitures publiques, des bureaux d'omnibus, des salles de théâtres, des grands magasins.

2° *Poussières soulevées par la robe traînant sur le sol, la rue, les escaliers,* poussières respirées par la femme même ou les passants, couvrant les vête-

---

[1] Je connais des femmes du monde, qui, pour éviter le poids et l'embarras des jupons, portent des *pantalons fermés* en étoffe semblable à celle de leur robe : ces pantalons sont doublés d'une étoffe lavable ou mis par-dessus des pantalons blancs. Ceci est très décent, et amincit la femme.

ments de dessous, finalement importées dans sa maison — tels sont les inconvénients sérieux des robes longues, des robes à traîne.

Ignorer le danger des poussières de la rue est la seule excuse des femmes qui avec leurs robes, sans souci de propreté de leurs vêtements, balayent les rues, essuient les crachats par terre et — emportent tout cela dans leur maison.

Y-a-t-il réellement un danger dans ce contact des robes avec les souillures de la rue?

Ce danger est réel :

Selon les endroits, les poussières des rues contiennent les germes de presque toutes les maladies contagieuses et des plus redoutables : les microbes de la tuberculose, de la diphtérie (ou croup), de la fièvre typhoïde, du tétanos, de la pneumonie, ont été retrouvés dans la poussière des rues.

Quant aux crachats, s'ils proviennent de personnes poitrinaires, ils contiennent les germes de la phtisie : transformés en poussière par dessiccation (et le brossage des robes), s'ils sont respirés par un individu à santé faible, ils peuvent lui communiquer la maladie.

Introduire chez soi, avec sa robe, la boue et les poussières, c'est introduire dans sa maison des germes de maladies.

Les raisons que vous donnez sont en effet très sérieuses — mais ne suffit-il pas de tenir la robe à la main pour éviter la souillure de ses bords et le soulèvement des poussières?

Non, car c'est un moyen illusoire; on a beau tenir la robe d'un côté on arrive rarement à en soulever le bord tout entier à une hauteur égale au-dessus du sol; puis la main se fatigue; d'autres fois, chargé de paquets, du parapluie, on ne retrousse la robe qu'imparfaitement.

Le seul remède, c'est de porter pour toutes les sorties du dehors (rue, campagne, voyages) — une robe *ne dépassant pas les chevilles.*

Pourtant la robe courte avantage si peu la femme, que tenir la traîne d'une robe longue, — ne paraîtra-t-il pas toujours préférable?

C'est ce qui vous trompe.

Rien de plus disgracieux que la main crispée à soutenir la robe.

L'abaissement de l'épaule du côté où on retrousse la jupe ne concourt pas à rendre la silhouette de la femme plus gracieuse.

Bien plus élégant, en comparaison, apparaît le costume tailleur à jupe courte, à veste cintrée et ample, qui ne déforme pas la silhouette de la femme, la laisse libre de ses mouvements, lui donne la liberté de ses mains.

L'usage des robes courtes pour la rue — des robes à traîne pour tenues d'intérieur, de soirées — s'est déjà acclimaté aux Etats-Unis.

Il paraît avoir existé de tout temps au Japon.

De même qu'il est admis actuellement, qu'une femme vraiment élégante porte des toilettes de la plus absolue simplicité pour les sorties au dehors (courses, visites, voyages), et qu'elle réserve toutes les élégances affinées, pour les robes d'intérieur et de soirée — de même il est inadmissible, qu'une femme intelligente, soucieuse de santé et de propreté, ne veuille pas adopter pour la rue un costume

à jupe courte, réservant la robe à traîne pour la maison.

En matière de toilettes — *que l'hygiène en soit
la base — que 'a mode fournisse l'ornement.*

CHAPITRE IX

VÊTEMENTS ACCESSOIRES. CORSET

SOMMAIRE

CHAPITRE IX

I. — VÊTEMENTS ACCESSOIRES

1° *Vêtements de la tête.*

A propos de la tête — de quels vêtements allez-vous parler ?

1° En premier lieu de tout ce qui sert d'habillement ou de parure pour le cou et — par là — influence la tête;

2° Ensuite de ce qui sert à la couvrir ;

3° Enfin de la parure de la face : la voilette.

Quels sont les objets que vous désignez, comme habillement du cou ?

Ce sont :

1° Les foulards ou cache-nez, les hauts cols de fourrures, pour protéger contre le froid;

2° Les boas de plume, de fourrure, les ruches, les hauts faux-cols blancs, objets de parure surtout.

Êtes-vous partisan du foulard ou du cache-nez ?

Non, il faut *avoir le cou libre et dégagé,* été comme hiver.

Tout ce qui entretient un excès de chaleur autour du cou prédispose aux maux de gorge et angines par suite de la différence de température entre la chaleur développée autour du cou, qui fait monter le sang à la gorge, et l'air froid qu'on respire.

Habitué aux foulards ou cache-nez, on prend froid dès qu'on en est privé — aussi, les personnes, qui ne veulent plus en porter, doivent en cesser l'usage progressivement.

C'est dès l'enfance, qu'il faut aller par toutes les températures avec le cou libre et dégagé.

L'inconvénient des hauts cols de fourrures, des boas et ruches, est-il le même ?

Les hauts cols de fourrures, boas et ruches, en enveloppant en partie la tête en même temps que le cou, amènent le sang vers la tête et la congestionnent, si le temps n'est pas très froid.

Ils empêchent la peau du cou de respirer en même temps que la ventilation cutanée par la bordure du col.

Les hauts cols de fourrures évasés, qui bordent et surmontent les collets ou les vêtements d'hiver, en s'appliquant contre la figure, irritent la peau de la face et du cou et, s'il s'agit de fourrure teinte, ils peuvent provoquer l'apparition de boutons, de dartres, de quelque éruption ou rougeur, à la peau.

Porter les boas et les hautes ruches autour du cou en été, ou les garder, lors des visites, dans un salon chauffé — est un non-sens et une imprudence, que n'excuse pas l'obéissance à la mode.

Conseillez-vous les faux-cols blancs empesés ?

A condition qu'ils soient bas ou évasés. Montant trop hauts, ils empêchent la respiration cutanée, serrent et meurtrissent le cou.

Que faut-il penser en revanche du décolletage ?

Il est bon d'en être très sobre : le petit décolleté en pointe est le plus décent, ainsi que le plus prudent.

Le refroidissement est le grand danger des robes très décolletées; les courants d'air à la sortie des bals et des théâtres, les retours, d'un bal, à pied, si la femme est insuffisamment garantie contre le froid de la nuit, peuvent devenir la cause de refroidissements mortels.

Il n'y a jamais eu autant de jeunes filles mortes poitrinaires, que sous le Directoire lorsque la mode exigeait le grand décolletage, pour la rue.

Quelles observations avez-vous à faire à propos des chapeaux ?

1° — Porter des chapeaux aussi légers que possible, perméables à l'air et munis, en été, de larges bords pour garantir contre les rayons directs du soleil.

2° — Porter des chapeaux dont la coiffe s'adapte bien à la tête, sinon les cheveux sont tiraillés et arrachés par les épingles à chapeaux.

3° — Éviter les chapeaux trop lourds qui fatiguent et donnent lieu à des maux de tête chez bien des personnes.

L'usage des bonnets, des fichus sur la tête — est-il bon ou mauvais ?

On doit éviter toute espèce de coiffure qui empêche le cuir chevelu de respirer et qui, par suite d'un excès de chaleur, y amène la transpiration.

Plus on accumule de chaleur autour de la tête, plus on a froid aux mains et aux pieds.

1° Rester tête nue dans l'appartement ;

2° Dormir sans bonnet ;

3° Se promener tête nue à la campagne — telle est la meilleure hygiène de la tête et de la chevelure.

Lorsqu'il fait très froid, n'est-il pas bon tout de même de remplacer le chapeau par une coiffure plus chaude : toque de fourrure, fichu de laine, pour sortir dehors ?

Le *froid excessif seul* nécessite ces sortes de coiffure : la toque de fourrure, le fichu de laine ou de soie, le capuchon de draps muni de deux longs pans pour entourer le cou, — appelé *bachlik* et en usage dans les pays du Nord — Russie et Japon, — garantissent bien du froid et du vent, — mais ne conviennent qu'à ces pays à hivers très rigoureux.

Ces coiffures peuvent pourtant rendre des services aux femmes faisant de l'automobile en hiver.

Quant à la voilette — serait-elle réellement en conflit avec l'hygiène ?

Elle l'est — parce qu'elle empêche la peau de la face de subir l'influence salutaire de l'air et de la lumière.

Le reste du corps étant nécessairement couvert, la seule région qu'il est possible de mettre au contact direct de l'air, et où la respiration cutanée peut s'effectuer librement, est la peau du cou et de la face.

Garantir contre le vent très fort et contre la poussière, est la seule raison, qui autorise le port des voilettes ; dans ces cas, c'est le voile de gaze de soie qui rend service ; les voilettes de tulle ou à fils entre-croisés, rares, — sont illusoires à cet égard.

Est-ce là tout ce qu'on reproche aux voilettes ?

Ce n'est pas tout. Voici le résumé des griefs contre la voilette.

1° Elle entrave l'action libre de l'air et de la lumière sur la peau.

2° Elle affaiblit la vue en empêchant la vision distincte de loin et de près. ·

3° La voilette mouchetée est particulièrement nuisible à la vision.

4° La tension de l'œil nécessitée pour voir distinctement peut causer des migraines et des vertiges.

5° La teinture employée pour colorer la voilette peut n'être pas inoffensive pour le teint.

6° Une voilette de tissu rude irrite et rougit la peau du nez.

7° Par les grands froids la voilette favorise les engelures du nez et des oreilles, par suite de la congélation, sur son tissu, de la vapeur d'eau qui s'échappe avec l'air expiré.

2° *Vêtements des mains.*

Quelles observations y-a-t-il à faire à propos des gants, seul vêtement des mains ?

1° — Aller mains nues à la campagne, toutes les fois qu'on peut le faire, vaut mieux que porter des gants, — l'influence de l'air et de la lumière solaire étant salutaire à la vitalité des membres, comme à celle du corps entier.

2° — Habituer les mains, en les exposant à l'air, aux changements de température — est le meilleur moyen de les endurcir, et de prévenir les engelures en hiver.

3° — Les gants doivent surtout servir pour protéger les mains contre l'action d'un froid trop vif. La main *immobilisée* a besoin de gants par les grands froids.

4° — Les gants perméables à l'air : les gants de laine tricotée, en hiver, les gants de fil ou de soie en été, sont préférables aux gants de peau.

5° — Les gants de peau étant imperméables, activent d'une façon malsaine la transpiration en été.

6° — En hiver, trop minces, collants et trop serrés, les gants de peau refoidissent les doigts et favorisent la production des engelures — à moins qu'on ne porte des manchons.

7° — Plus un gant est serré, surtout au niveau du poignet, plus on a froid, la circulation du sang dans les mains se trouvant extrêmement gênée et ralentie.

3° *Vêtements des membres inférieurs.*

Quelles sont les pièces de vêtement qui intéressent l'hygiène des membres inférieurs ?

Ce sont :

1° Les bas, les guêtres, les jarretières ou jarretelles, pour la jambe.

2° Les diverses espèces de chaussures, dont les principales, pour les femmes, sont :

Bottines ou brodequins, souliers, escarpins.

A propos des bas, faut-il les porter courts ou longs ?

Les jeunes enfants se trouvent mieux de bas très courts, c'est-à-dire des chaussettes, en été, et des bas très longs, dépassant la moitié de la cuisse, en hiver.

La chaussette n'ayant besoin d'aucun moyen de

fixation, et le bas très long, maintenu à l'aide d'une jarretelle très courte, ont l'avantage de n'apporter aucune entrave au libre développement des membres inférieurs.

Avec les bas de longueur moyenne, dépassant à peine le genoux, il faut soit la jarretière, soit une jarretelle très longue.

Si la *jarretière* comprime la jambe et gêne la circulation du sang, — la *jarretelle* trop longue serait susceptible de favoriser, chez les enfants faibles surtout, l'incurvation des os de la cuisse ou de la jambe, par suite de l'action continue, unilatérale, des élastiques fixées aux bas et aux brassières.

Avec les bas très longs, la longueur de la jarretelle est réduite à très peu de chose, son action nuisible sur le développement du membre se trouve, par suite, presque annulée.

Les mêmes considérations s'appliquent-elles aux bas des femmes ou des jeunes filles ?

Non ; les jeunes filles et les femmes ont tout avantage à porter des bas longs, qui protègent du froid les jambes et surtout les genoux.

Au-dessus de l'âge de douze ans une jeune fille doit cesser le port des chaussettes ou des bas très courts.

Êtes-vous partisan de la méthode dite « d'endurcissement » qui consiste à laisser aller jambes nues les enfants, même en hiver ?

Non, car c'est dépasser le but.

Pas de jambes nues par les grands froids.

Il est vrai que :

— La peau est faite pour respirer.

Aussi cette méthode est-elle excellente en été, parce qu'elle laisse accessible à l'air et à la lumière solaire une large surface cutanée.

Mais, par les temps frais, c'est seulement pour les enfants qui jouent, qui sont en mouvement, qu'il n'y a pas grand inconvénient à laisser les jambes et les genoux exposés à l'air.

Quant aux enfants en classe ou en promenade lente, condamnés à une immobilité relative, ne réagissant pas contre le froid — il n'est pas prudent de les laisser aller jambes nues.

Plus un enfant est faible plus il faut être modéré dans l'application des moyens destinés à l'*endurcir*.

En quel tissu est-il préférable de choisir les bas et les chaussettes ?

En tricot de soie, de fil ou de coton — en été.

En tricot de laine — en hiver.

Destinés à protéger contre : 1° le froid — 2° l'humidité — et 3° les chocs, ou la rudesse du contact des chaussures, le bas de laine répond le mieux à ce but.

Le tricot de laine à côtes est le plus élastique et tient le plus chaud.

Le bas de fil est le plus perméable à l'air et le moins chaud en été.

Le rôle des bas comme protection contre l'humidité est très restreint : ne pouvant sécher sur le pied à cause de l'imperméabilité habituelle des chaussures — toutes les fois qu'on a les pieds mouillés, le plus sage est de *changer de bas et de chaussures* immédiatement.

Quels bas faut-il porter lorsqu'on transpire beaucoup des pieds ?

Des bas de laine en hiver, des bas de coton en été ;

le coton s'imprégnant mieux de la sueur que le fil,
en préserve mieux la chaussure.

— Changer de bas le plus fréquemment possible ;

— Entretenir les pieds avec une propreté minu-
tieuse constituent la seule façon d'éviter la macéra-
tion des pieds dans les bas rendus moites par la
transpiration et le développement des substances
volatiles malodorantes, dues à la décomposition de
la sueur.

*Les bas serrés ne sont-ils pas préférables aux bas
trop larges ?*

Trop serrés au niveau du pied, donc courts et
étroits, les bas :

1° Déforment les orteils ;

2° Entretiennent le froid aux pieds.

Le pied doit être aussi libre dans le bas, que le bas
dans la chaussure.

L'air accumulé au-dessus et au-dessous du bas,
entre le pied et la chaussure, concourt à maintenir la
chaleur locale et à amortir les chocs de la marche.

*Y-a-t-il quelque inconvénient à porter des bas de
couleur ?*

Les bas blancs ou écrus sont préférables au point
de vue de la propreté, mieux assurée par eux.

Les bas de couleur déteignent sur la jambe dès
qu'il y a transpiration.

Il ne faut jamais mettre des bas de couleur, tout
neufs, sans les avoir fait savonner.

Certaines couleurs à base d'aniline, de fuchsine et
de coraline peuvent donner lieu à des intoxications,
qui sont d'autant plus faciles, que la couleur se trouve
appliquée immédiatement sur la peau et que la moi-

teur due à la transpiration en facilite l'absorption [1].

L'usage des guêtres est-il bien utile ?

Les guêtres en *tricot de laine*, seules très perméables à l'air, comme les bas, est indiqué pendant les froids excessifs, et pour les jeunes enfants surtout.

Les guêtres de *drap*, portées sur des souliers, peuvent remplacer l'usage des bottines très hautes.

Toutes les guêtres de *cuir*, mauvaises par leur imperméabilité à l'air, sont inusitées par les femmes.

Quels sont les inconvénients de la jarretière ?

Lien constricteur par excellence, la jarretière doit être supprimée.

— Elle déforme la jambe.

— Elle empêche le sang de circuler librement.

Les conséquences en sont :

1° — Le gonflement du pied, lorsqu'on se tient longtemps debout.

2° — La formation de *varices* aux jambes.

3° — La sensation du froid aux pieds.

Remplacer la jarretière par la jarretelle est une pratique d'hygiène de première importance.

Quels conseils allez-vous nous donner à propos des chaussures ?

Les conseils principaux peuvent être résumés ainsi :

[1] On appelle *absorption*, la pénétration dans le corps à travers la peau, des substances qui se trouvent immédiatement à son contact. Perméable aux gaz, la peau ne l'est pas directement aux liquides. Elle peut néanmoins absorber des substances contenues dans les matières liquides ou solides qui l'enveloppent, à la condition d'un contact prolongé, de frictions ou de volatilisation de ces substances.

1° Ne pas porter de chaussures : — trop étroites, — trop courtes [1], — à talons trop hauts.

2° La chaussure doit, à la fois, être : — flexible, — solide, — bien conformée.

3° Quel que soit le genre de chaussure, — *être bien adaptée à la forme du pied*, doit être sa qualité primordiale, sinon : — des déformations du pied (des orteils en particulier), — des durillons, — des cors, — en sont les conséquences inévitables.

1° FORME DE LA CHAUSSURE

Conseillez-vous une forme particulière de chaussure ?

Non — pas de forme spéciale, unique.

La forme doit varier pour chacun.

Le pied doit donner sa forme aux chaussures — et non pas la chaussure au pied ; répudier par conséquent les bouts trop pointus et les bouts trop carrés qui ne sont nullement des bouts « anatomiques et hygiéniques », — c'est-à-dire correspondant à la forme naturelle.

Les chaussures à semelles non symétriques sont préférables, le contour du pied n'étant pas le même sur ses deux côtés, — d'où des vides et des compressions, lorsque la semelle est symétrique.

Etes-vous d'avis que les talons soient nécessaires ?

Les talons sont nécessaires pour la cambrure du pied ; leur hauteur doit varier de 1 à 3 centimètres, suivant les conformations.

[1] Chez les enfants il est important de changer les chaussures à mesure que leurs pieds grandissent ; c'est le seul moyen d'éviter les déformations par les souliers trop courts.

Les talons doivent toujours être *larges,* par la partie qui appuie sur le sol.

Ils doivent être droits, et se trouver au-dessous du *talon* du pied, au lieu d'être ramenés obliquement en avant par leur extrémité inférieure, pour venir se loger presque sous sa cambrure (talon Louis XV).

Pourquoi n'admettez-vous pas de talons plus hauts et plus étroits ?

Tous les talons pointus et élevés sont très mauvais :

— Ils déforment le pied.

— Ils en exagèrent la cambrure.

— Ils gênent la marche, produisent la fatigue, exposent aux entorses.

2° Hauteur des chaussures

La hauteur des chaussures n'est-elle pas plutôt une question de préférence personnelle ?

Oui, pour les grandes personnes.

Pour les jeunes enfants, les chaussures hautes sont préférables.

Dans celles-ci, le talon étant supprimé, il faut que les côtés et les contreforts soient assez fermes et résistants, pour empêcher les mouvements latéraux du pied.

Parmi les diverses variétés de chaussures de femmes, les bottines sont les meilleures pour l'hiver ; les souliers fermés (demi-bottines), pour l'été ; les souliers découverts — pour la maison, les soirées.

Vaut-il mieux porter des souliers et des bottines à lacets ou à boutons ?

Les chaussures à lacets ont l'avantage de se des-

serrer à volonté — mais il faut éviter de trop serrer, afin de ne point entraver la circulation, d'où
froid aux pieds.

Les chaussures à boutons exercent une compression uniforme, et sont plus rapides à mettre.

Il existe aussi des bottines et des souliers à élastiques — mais ce sont des chaussures d'ordre inférieur, peu employées pour les femmes.

Ces chaussures à élastiques sont à rejeter : elles
serrent trop, étant neuves, — trop peu — étant
vieilles.

3° CONFECTION DE CHAUSSURES

*Le cuir tanné qui sert pour la confection des
chaussures présente-t-il quelques inconvénients ?*

Son imperméabilité à l'air, qui s'oppose à la ventilation cutanée du pied et à l'évaporation de la sueur,
est son principal inconvénient.

La sueur sécrétée par les pieds est le quart de la
sueur totale de la surface du corps — aussi, existe-
t-il toujours une certaine humidité dans l'intérieur
de la chaussure.

*Quelles chaussures faudrait-il porter pour y
obvier ?*

Des chaussures ouvertes, par en haut, aussi largement que possible.

Par le temps sec, on essaie actuellement en Allemagne, de porter des chaussures faites de lanières
de cuir juxtaposées, pour laisser passer l'air par les
interstices.

Les petits souliers et les brodequins lacés sont
préférables à cet égard aux bottines hautes à boutons.

On peut enfin porter des chaussures en étoffe de laine, feutre, satinette, plus ou moins chaudes selon la saison, et qui sont plus perméables à l'air que le cuir.

Pourquoi ne parlez-vous pas des chaussures de cuir verni?

Parce que leur usage est trop restreint : absolument imperméables à l'air, chaudes en été, froides en hiver, elles ne devraient être portées que sous forme de petits souliers largement évasés.

L'imperméabilité à l'eau des chaussures de cuir n'est-elle pas complète?

L'eau ne pénètre pas par le cuir, ni par la semelle, quand ils sont intacts, mais par leurs interstices et par les coutures.

Le graissage du cuir avec du suif ou des crèmes spéciales augmente leur imperméabilité à l'eau.

L'usage du cirage, qui dessèche et fendille le cuir, la diminue.

Les chaussures de caoutchouc sont seules absolument imperméables, et protègent contre le mouillage des pieds par la pluie et la neige. Leur chaleur, leur lourdeur et la transpiration qu'elles provoquent, rendent leur usage constant désagréable.

N'avons-nous pas fini les détails concernant les chaussures ?

Non — il reste quelques mots à dire sur le danger des cuirs colorés, et des matières colorantes employées pour teindre les chaussures.

C'est particulièrement un cirage liquide, servant à teindre en noir des bottines primitivement jaunes, qui, contenant de l'aniline, peut donner lieu à des accidents d'intoxication.

II. — CORSET

Ce qui nous intéresse d'abord, c'est de savoir si, oui ou non, il est bon de porter un corset ?

Il est impossible de répondre catégoriquement. Tout dépend :

1° Du genre du corset.

2° De la conformation de la femme.

3° De son genre de vie.

Admettez-vous qu'on puisse ne pas porter de corset ?

Parfaitement, toutes les fois :

1° — Que la *conformation* de la femme s'y prête ;

2° — Que son état de *santé* n'exige aucune espèce d'enveloppe rigide, pour soutenir une partie quelconque de son corps ;

3° — Que l'*hygiène* ne réclame point la présence d'une enveloppe rigide pour protéger le corps contre certains inconvénients du vêtement féminin habituel.

Dans quels cas la femme peut-elle se dispenser du corset ?

D'après l'avis général des femmes, le corset doit :

1° Effacer les contours naturels du corps, pour lui substituer des contours décrétés par la — Mode.

2° Servir de soutien pour l'adaptation exacte des vêtements dits « collants ».

3° Soutenir la gorge — déprimer le ventre — servir d'appui pour le dos.

Or une femme assez svelte, bien faite, ayant le ventre petit et peu saillant, la gorge ferme, — ayant assez de force dans les reins, pour se tenir droite sans l'appui imaginaire du corset — peut s'en dispenser, en s'aidant de quelques artifices de toilette, afin d'avoir quand même l'air *bien mise*.

Y a-t-il réellement des femmes mondaines qui ne porteraient pas de corset, — même en sortant dans le monde ?

Parfaitement — et c'est même pour elles une satisfaction d'amour-propre, que d'être « bien mises » — et de ne point avoir besoin — du corset — pour cela.

Actuellement — l'exemple vient d'en haut : la reine Amélie de Portugal, une princesse de France, qui vient de se faire recevoir docteur, a récemment banni le corset de la cour et a refusé de recevoir les dames qui continueraient à le porter.

Quels sont dans ces cas les artifices de toilette, pour qu'on n'aperçoive pas l'absence du corset ?

Les femmes portent dans ces cas, soit de petites ceintures baleinées — soit des larges ceintures en tissu fort et résistant (coutil), embrassant les hanches et le ventre, pour fixer sur elles, leurs jupes et jupons, — soit des maillots de tricot, soie, recouvrant le corps entier, les bras et les jambes.

Grâce à la constriction élastique qu'exercent les mailles du tricot, un tel maillot de soie semble doubler la fermeté de la peau ; il empêche l'affaissement des parties molles du corps et assure la stabilité de ses contours.

Les maillots pour l'été sont munis, le long des parties destinées à envelopper les cuisses, de nombreux falbalas, volants et de dentelles, pour suppléer à l'absence des pantalons et des jupons, qui dans ces cas ne vont plus épaissir le contour de la taille et des hanches, ni peser par leur poids.

Il existe également des maillots, moins luxueux, en fil, en coton et en laine.

Les vêtements même « collants » paraissent s'adapter extrêmement bien sur ces maillots.

En résumé, lorsqu'on veut se passer de corset on a le choix entre :

1° La petite ceinture baleinée.

2° La ceinture résistante, enveloppant les hanches et le ventre.

3° Le maillot de soie — pure ou mélangé de fil, coton, laine.

Ce que vous dites est fort bien — mais que feront les femmes ayant la gorge un peu forte, ou pas assez ferme, pour la soutenir ?

Elles peuvent avoir recours à l'un des modèles de « soutien-gorge », dont il existe des variétés innombrables, et dont elles trouveront la description dans les journaux de mode, ou des modèles tout faits chez toutes les corsetières.

Les plus simples, portant le nom de *ceinture-empire*, sont constitués par un assemblage de rubans, maintenus droits à l'aide de quelques petites baleines, le tout formant une brassière peu haute, et à godets, pour loger les seins.

A côté de quelques femmes — exceptionnelles — qui peuvent aller sans corset, la grande majorité ne doit-elle pas s'en servir ?

En effet, un grand nombre de femmes se trouve

réellement mieux en corset que sans, — à condition :

1° D'avoir un modèle convenant à leur constitution.

2° D'avoir un corset fait sur mesure.

3° De ne pas trop le serrer.

Quelles sont les raisons qui font admettre que le port du corset puisse être utile à une femme ?

Ce sont quelques raisons, émanant des médecins et des hygiénistes :

Ils disent :

Pour que le vêtement féminin, tel qu'il est porté — jupe, jupons et corsage — ne déforme pas les lignes du corps et ne comprime aucun organe — il faut à la femme, autour de la taille, une *enveloppe rigide protectrice*, pour :

1° Soutenir, fixer les vêtements (jupes, jupons, etc.) et répartir leur poids sur une surface étendue.

2° Empêcher la constriction du corps par les ceintures et les cordons des jupes et des jupons.

3° Soutenir et maintenir en place, (à l'instar d'un bandage), les organes abdominaux afin de suppléer ainsi à la laxité des parois du ventre.

Alors le corset ne serait pas mauvaise chose s'il se bornait à constituer une enveloppe rigide de protection. N'est-ce donc pas la manie de le serrer qui rend son usage préjudiciable à la santé ?

Parfaitement.

— La forme des corsets incurvés à la taille ;

— La coquetterie féminine mal inspirée, considérant comme beauté la taille de guêpe ;

— L'habitude d'acheter les corsets tout faits — ce

qui oblige à leur adapter la forme du corps, au lieu que ce soit l'inverse — sont de graves inconvénients.

Le mal serait moindre si l'on adoptait le principe :

« *A chaque femme son corset.* »

Existe-il assez de variétés de ce vêtement pour que chaque femme puisse en trouver une lui convenant particulièrement ?

Après le règne en maître, pendant près d'un siècle, du *corset à busc cambré*, il se produisit une réaction, ayant abouti à la création de nombreux modèles nouveaux — *à busc droit*.

En laissant de côté ce qu'on appelle déjà « l'ancien corset », les modèles actuels peuvent tous être ramenés aux trois types principaux suivants :

1° Corset abdominal de Mme Gaches-Sarraute;

2° Corset à busc droit, dit Louis XV ;

3° Corset-ceinture.

A côté de ces trois types principaux il existe des modèles spéciaux, diversement combinés, et faits sur mesure. Modifiés selon la conformation de chaque femme, ces modèles *combinés* conviennent aux personnes ne pouvant supporter des appareils trop rigides.

Quels sont les inconvénients de l'ancien corset ?

Serrant la taille pour dessiner les hanches et faire proéminer les seins en refoulant la poitrine de bas en haut, l'ancien corset, lorsque la femme *se serre trop* — provoque :

1° Des troubles digestifs, en comprimant et en déformant l'estomac et le foie;

2° Des troubles nerveux — en abaissant la masse des intestins ;

3° Des troubles de la respiration et circulation, en gênant le fonctionnement des organes thoraciques.

Quels sont alors les avantages des nouveaux modèles de corsets ?

Le nouveau corset va en avant jusqu'au bas du ventre. Le busc qui est en avant, au lieu de refouler les intestins vers le bas, les refoule vers le haut, en sorte que toute la masse de l'intestin se trouve soutenue ; ce busc étant *droit*, l'estomac n'est plus comprimé.

Voici dans ses grandes lignes l'action du nouveau corset ; on peut ajouter que la base de la poitrine est beaucoup plus libre, ce qui facilite la respiration.

Vous nous avez donné les grandes lignes des nouveaux corsets. — Ne pourriez-vous nous en détailler un ?

Oui, voici par exemple la description du corset *abdominal* de Mme Gaches-Sarraute.

Il se compose de deux parties, réunies entre elles et solidaires l'une de l'autre :

1° Une partie inférieure, sous forme d'une bande de tissu embrassant le bas-ventre et le soutenant comme une ceinture abdominale.

2° Une partie supérieure sous forme d'un corselet à surface tout à fait plane en avant ou légèrement convexe selon le volume du ventre.

La bande de tissu est, par son bord supérieur, attachée au bas du corselet, qui lui, posé au devant du ventre, emboîte entièrement sur les côtés, les os des hanches, monte obliquement en haut et en arrière s'arrêtant au-dessous de la mi-hauteur du dos.

Vêtue de ce corset la silhouette de la femme se présente très cambrée en arrière, droite en avant.

Le corset emboîtant les hanches y prend son point d'appui principal; son maintien sur les hanches est assuré par les jarretelles.

Par l'intermédiaire de ce corset — le poids du ventre et des vêtements est supporté par les hanches.

Quels sont les avantages de ce corset?
C'est :

1° — De laisser la base du thorax entièrement libre, ainsi que la région de l'estomac, et de maintenir le ventre ;

2° — D'abaisser la ligne de la taille, en avant jusqu'au nombril, sur les côtés au-dessous du rebord costal inférieur ;

3° — De mettre la femme dans l'impossibilité de se serrer « la taille ».

A côté de ces avantages, on lui reproche deux inconvénients :

— De ne pas soutenir les seins.

— De ne pas offrir d'appui pour le dos.

On peut y obvier cependant par l'usage d'un soutien-gorge spécial et par l'habitude de se tenir droite, sans nul appui.

En quoi le corset actuel, à busc droit — dit Louis XV, — diffère-t-il du précédent?

Par l'absence de la bande de tissu au bas du corselet ;

Par sa hauteur — c'est un vrai corset — quoique plus bas du côté du thorax que l'ancien modèle ;

Par la longueur de son busc.

Quels sont ses avantages et inconvénients ?

Ses avantages sont de :

— Laisser une grande partie du thorax, dégagée ;

— Grâce à la forme droite du busc, laisser de l'espace libre au devant de l'estomac ;

— Descendre bas sur les hanches et les emboîter

— y reportant ainsi le poids des vêtements.

Ses inconvénients :

— Trop accentuer la taille, bien qu'en l'abaissant un peu et la rendant oblique ;

— D'offrir à la femme la possibilité de se serrer la taille.

— De comprimer le ventre au lieu de le soutenir.

N'est-il pas inférieur au corset abdominal ?

Cela dépend des femmes.

Il peut être excellent, à condition de *n'être pas serré du tout,* pour les femmes dont la conformation se prête à la forme de ce corset, et qui supportent aisément la présence d'un appareil aussi rigide autour de leur corps.

Ce corset pourtant repose sur une erreur : c'est d'imiter la forme de la silhouette féminine vêtue du corset abdominal — tout en désirant amincir les contours de la taille et du ventre, comme l'ancien corset, taille de guêpe, — d'où, quand même, une compression exagérée du corps.

Aussi, alors que la devise du corset abdominal est de « maintenir le ventre », celle du corset à busc droit est d' « effacer le ventre ».

Quel genre d'appareils désigne-t-on sous le nom de corset-ceinture ?

On désigne ainsi toutes les variétés de corselets

très bas ou de ceintures baleinées destinées simplement à offrir un appui aux ceintures des corsages et des jupes, aux jarretelles.

La femme n'étant presque pas corsetée avec ces corsets-ceintures, leur usage peut-il offrir des inconvénients ?

Il peut en présenter s'ils sont mal appliqués.

Fixés autour de la base du thorax, c'est-à-dire faisant la « taille » trop haut — ils compriment l'estomac, le foie et les côtes, comme tout lien constricteur, à ce niveau.

Quel doit être leur mode d'application pour être inoffensifs ?

Il faut :

Supprimer dans ces corselets les ébauches de godets que les corsetières ont l'habitude d'y faire.

Les poser très bas, sur les hanches, afin que la « taille » se fasse au-dessous des côtes.

Les maintenir sur les hanches à l'aide de jarretelles.

Il nous reste à nous décrire un modèle de corset combiné ?

Toute créatrice d'un corset *combiné* a son modèle préféré ; il est impossible de les décrire tous.

Celui que j'ai adopté, après des modifications diverses, se compose :

En bas — d'une ceinture en coutil, engainant les hanches et le ventre, bordée en avant et en bas par une bande élastique, l'empêchant de remonter.

En arrière — il monte très haut, représentant à peu près l'ancien corset ; il y est baleiné et sert de soutien aux épaules.

En avant et sur les côtés — sa partie supérieure est faite d'un double tricot de soie, sans baleines ; l'inférieure, très basse, au-dessous de la taille est représentée par la ceinture. Comprenant toute l'étendue des côtes, le tricot n'empêche pas les mouvements de dilatation de la cage thoracique au moment de la respiration ; montant assez haut, les seins se trouvent en partie soutenus.

Un *busc droit*, le plus *court* possible, s'oppose en avant à la constriction de la taille, en maintenant droit le profil de la ceinture et du tricot.

Êtes-vous partisan de corsets fabriqués entièrement en tissu extensible — en élastique, par exemple ?

Non, parce que le tissu élastique serre toujours trop — sans protéger contre la constriction par les liens des vêtements.

Chaque mouvement respiratoire est une lutte des côtes contre l'élasticité du caoutchouc, — lutte fatigante à la longue.

A présent que nous connaissons les variétés principales des corsets, y en a-t-il un que vous conseilleriez particulièrement ?

Non — un même corset ne peut pas convenir à toutes les femmes ; chaque femme doit essayer et adopter celui dont elle se trouve le mieux.

Cependant ne pourriez-vous indiquer en général quels modèles de ce vêtement peuvent convenir aux diverses femmes selon leur conformation ?

A ce point de vue on peut approximativement établir trois catégories :

1° Femmes minces mais supportant mal les corsets rigides :

Pas de corset ;

Corselet-ceinture ;

Corset combiné.

2° Femmes bien portantes :

Corset à busc droit (dit Louis XV).

3° Femmes minces avec entéroptose femmes
obèses :

Corset abdominal Gaches-Sarraute.

*Quand une femme a adopté un corset peut-elle
indéfiniment et sans interruption continuer à le
porter ?*

Non, un même modèle ne peut pas toujours convenir ; avec l'âge, l'état de santé, une modification
peut s'imposer dans la manière de se corseter. D'autre part, toute femme bien portante devrait avoir
plusieurs façons de se vêtir, afin de ne porter qu'à
intervalles les modèles rigides de corsets, qui la fatiguent ou l'immobilisent trop.

Le mieux c'est de varier les modèles selon les vêtements ou les occupations :

Un soutien-gorge suffit pour une robe de chambre
flottante ; un corset-ceinture pour la robe-tailleur
avec chemisette ; le corset à busc droit, ou le corset
combiné, n'étant indispensable que pour les robes
ajustées.

*Comment varier les modèles des corsets selon les
occupations ?*

Le travail sédentaire s'accorde mal avec le long
corset à busc droit. On choisira de préférence :

Le corset-ceinture ou corset combiné — pour le
travail sédentaire.

Le corset à busc droit (Louis XV) — pour la marche et les promenades.

Le corset abdominal — pour le travail dans la station debout, — sans oublier qu'il existe des femmes qui ne sauraient se passer de l'ancien corset pour effectuer des travaux physiques pénibles, joints aux mouvements — de même que d'autres femmes ne sauraient accomplir le moindre travail, si elles étaient corsetées.

Enfin, voudriez-vous dire, à quel âge on peut mettre un corset à une jeune fille ?

Le plus tard possible — à 17, 18 ans. En tout cas, pas avant que les hanches ne soient bien développées, afin que le corset puisse y prendre son point d'appui.

De tout ce que vous venez de dire du corset, ne semble-t-il pas résulter que ce vêtement, si décrié par les médecins, ne paraît pas aussi mauvais ?

Non — c'est un vêtement qui peut être utile s'il est bien employé. Tout dépend du choix du modèle, et de son mode d'application. S'il y a des femmes qui ne peuvent le supporter — ou qui peuvent se vêtir sans y avoir recours — il y en a un plus grand nombre qui ne pourraient s'en passer.

A cet égard, si le principe : 1° *Pas de corset —* peut convenir à certaines femmes, — la majorité est obligée d'adopter les suivants : 2° A toute femme son corset ; 3° Varier le corset selon les circonstances, —
ou, pour nous résumer :

« *A chaque femme, sa façon de se corseter.* »

CHAPITRE X

AIR. — EAU. — LUMIÈRE

SOMMAIRE

AIR. — EAU. — LUMIÈRE

CHAPITRE X

I. AÉROTHÉRAPIE. — II. HYDROTHÉRAPIE.
III. PHOTOTHÉRAPIE

Que signifient ces noms indiquant des subdivisions de ce chapitre ?

Le mot grec : *therapeia* signifiant *traitement,* ces noms veulent dire : 1° traitement par l'air; 2° par l'eau ; 3° par la lumière.

En effet, la plupart des êtres vivants et l'être humain en particulier, sont régis par ces trois principes :

Air — Eau — Lumière

indispensables à la vie. — Pour l'être humain :

En user largement — c'est la santé ; en être privé — c'est la maladie.

L'eau nettoie, stimule et endurcit ..

La lumière vivifie...

Le grand air ranime et fortifie...

Comment user de ces trois principes ?

Il faut de :

L'air — tout le temps.

La lumière — la moitié du temps.

L'eau — quelques instants.

I. — AIR

A quel point de vue allez-vous parler de l'air

Au point de vue de ses qualités.

Si l'*air* est indispensable à la vie de l'être humain, — l'*air pur*, le *grand air* est nécessaire à sa santé.

Pour savoir en user, il faut connaître :

1° Les conditions d'*aération* des appartements.

2° Les effets de l'air selon les *climats*, les conditions météorologiques.

3° Les effets de la vie constante au grand air, ou, autrement dit, de *la cure d'air*.

Aussi est-ce l'étude successive de ces trois points :

1° Aération ; 2° Climat ; 3° Cure d'air — qui nous occupera ici.

1° Aération

Que recherche-t-on dans l'aération ?

On cherche à s'entourer par de l'air atmosphérique *pur*.

Deux moyens s'offrent pour cela :

1° Sortir, se promener, vivre le plus possible au grand air ;

2° Renouveler l'air dans les locaux habités, en le faisant pénétrer de l'extérieur.

Pourquoi cette nécessité de renouveler l'air autour de soi ?

Tout être qui vit, respire, — c'est-à-dire est le siège de combustions lentes et d'échanges gazeux incessants qui entretiennent la vie.

Exhalant constamment des combinaisons gazeuses, résidus des échanges gazeux intracellulaires, l'être vivant — s'il ne renouvelait pas au fur et à mesure les couches d'air autour de lui, — finirait par être entouré d'une atmosphère ne se prêtant plus aux échanges respiratoires :

1° faute des gaz qui y sont nécessaires ;

2° par suite de la présence des gaz expirés, irrespirables et nuisibles.

La viciation de l'air par la respiration prend-elle des proportions considérables ?

Suffisantes, pour faire du renouvellement de l'air dans les locaux fermés et habités, une des premières conditions de santé.

Tous les phénomènes vitaux des cellules composant l'organisme humain sont accompagnés d'échanges gazeux — or ces cellules sont innombrables.

C'est par ses surfaces en contact avec l'air, que l'organisme puise dans l'atmosphère les éléments nécessaires aux échanges gazeux, et y en déverse les déchets — comme le font les plantes, à l'aide de leurs feuilles.

Ces surfaces étant chez l'être humain : la peau et la surface intérieure des poumons, l'homme respire donc :

1° par les poumons ;

2° et par la peau.

L'homme est donc pourvu d'une respiration double : respiration pulmonaire et respiration cutanée ?

Parfaitement. La respiration pulmonaire est celle dont nous avons conscience; elle a lieu par suite d'aspiration de l'air dans l'intérieur des poumons à l'aide des mouvements apparents d'inspiration et d'expiration, exécutés par la cage thoracique.

La respiration cutanée est insensible, mais pourtant réelle : si l'on couvre toute la surface du corps d'un animal d'un enduit imperméable à l'air — l'animal dépérira progressivement et finira par succomber.

La suppression de la respiration cutanée est aussi une cause de mort pour les personnes qui, par accident, ont subi des brûlures étendues sur une grande surface de leur corps.

Les échanges gazeux, au niveau de la peau, sont-ils les mêmes, qu'au niveau des poumons ?

Ils sont les mêmes, sauf qu'ils sont moins considérables et que les principes éliminés ne le sont pas dans la même proportion :

Par les poumons, on absorbe l'oxygène de l'air et on élimine beaucoup d'acide carbonique, ainsi qu'un peu de vapeur d'eau.

Par la peau l'homme absorbe de l'oxygène et élimine beaucoup de vapeur d'eau, mais moins d'acide carbonique.

En résumé, les échanges gazeux, ou la respiration, consistent pour l'homme :

1° dans l'absorption de l'oxygène de l'air ;

2° dans l'élimination de l'acide carbonique et de la vapeur d'eau.

Par quel mécanisme, l'oxygène de l'air amené dans les poumons pénètre-t-il au contact des tissus, organes et cellules de l'organisme, pour entretenir les fonctions vitales ?

Par l'intermédiare du sang qui, à travers la mince

enveloppe des vaisseaux capillaires qui tapissent les vésicules pulmonaires, vient au contact de l'air aspiré dans les poumons.

Ce sont les globules rouges du sang qui, à l'aide de leur matière colorante, fixent tantôt l'oxygène au niveau des poumons (après s'être débarrassés de l'acide carbonique), tantôt se chargent de l'acide carbonique au contact des tissus et cellules auxquels ils viennent de céder l'oxygène.

Les globules rouges jouent ainsi le rôle de commis-voyageurs en oxygène, dont ils pourvoient les cellules, tissus et organes, et d'exportateurs de l'acide carbonique.

Fixant l'oxygène, les globules sanguins communiquent la teinte rouge claire au sang, qui est alors appelé artériel ou oxygéné.

Chargés de l'acide carbonique, ils lui donnent une teinte foncée qui est celle du sang veineux.

La circulation sanguine est donc l'intermédiaire, nécessaire entre la respiration et les phénomènes de vie intracellulaire ?

En effet, grâce au mouvement imprimé au sang par l'activité perpétuelle du cœur qui, alternativement, l'aspire dans ses cavités, puis le refoule dans les vaisseaux, chaque globule sanguin parcourt le système circulatoire tout entier, traversant tantôt les vaisseaux capillaires [1] du poumon, pour s'y oxygéner (petite circulation), tantôt les capillaires d'autres organes et tissus (grande circulation), pour y céder son oxygène et se charger de l'acide carbonique qu'il doit ramener aux poumons.

[1] Les capillaires sont des vaisseaux excessivement fins qui servent d'intermédiaires entre les artères et les veines.

Le trajet parcouru par chaque globule donne l'image de la disposition des vaisseaux, pour la *circulation du sang* dans l'organisme.

Renouveler la provision de l'oxygène est-ce là toute l'importance de l'aération ?

Non, elle a, en outre, pour but de remplacer par un air pur [1], *exempt d'acide carbonique*, l'air confiné, *prérespiré* pour ainsi dire, qui en a été chargé.

Qu'appelle-t-on l'air confiné, vicié ?

C'est l'air des locaux fermés et non aérés.

Le degré de son altération dans ces conditions dépend du nombre de personnes, et du temps qu'elles y séjournent, de leur état de santé et de leur activité — les fébricitants, et les gens faisant de l'exercice physique, éliminant plus d'acide carbonique que les personnes saines et au repos.

Si la respiration est la cause principale de la viciation de l'air, elle n'est pas la seule :

La sueur, les produits volatils, malodorants, exhalés par la peau surtout chez les gens peu propres ;

---

[1] L'air pur contient un cinquième d'*oxygène*, quatre cinquièmes d'*azote* et des traces infinitésimales (1 p. 10.000 environ) d'*acide carbonique*.

L'*oxygène* est le gaz qui entretient les phénomènes de combustion ; celle-ci peut être rapide — c'est le feu, — ou lente, — ce sont les échanges organiques qui ont lieu dans nos tissus.

L'*azote* est un gaz inerte n'entretenant ni le feu, ni la respiration. Il sert de véhicule à l'oxygène pour le diluer. Son rôle est comparable à celui de l'eau, dont on additionne le vin de table pour en diluer l'alcool.

L'*acide carbonique* est un résidu des combustions multiples ayant lieu à la surface du globe. Presque nul en mer, sur les hautes montagnes, il augmente dans l'air des villes, surtout près des usines.

les mélanges gazeux résultant des fonctions du tube digestif, les excrétions solides, crachats, mucus nasal, les gaz nuisibles, produits par certains modes d'éclairage (veilleuse à l'huile, lampes au pétrole, bec de gaz défectueux) ou de chauffage (appareil à combustion lente, sans tirage, poêles mobiles) concourent à rendre, au bout d'un certain temps, l'air d'un local, *vicié,* irrespirable, s'il n'est pas renouvelé.

L'air confiné est un poison[1]. Vivre dans un tel air c'est prendre un poison à petites doses.

Quels sont les moyens d'aérer un appartement?
Il y en a deux :
1° L'aération intermittente, instantanée ;
2° L'aération continue ou ventilation permanente.

1° La première consiste à ouvrir largement les fenêtres, à établir, même pendant quelques instants, un courant d'air en ouvrant les portes ; c'est la meilleure façon de changer l'air d'une chambre le matin, été comme hiver.

2° L'aération continue s'obtient :

[1] On n'est pas encore fixé sur la question de savoir si c'est l'acide carbonique ou un produit volatil spécial, exhalé par le corps humain qui donnent à l'air confiné ses propriétés toxiques ; ce qui est certain, c'est la possibilité de la mort, lorsqu'un très grand nombre de personnes se trouvent enfermées pendant un temps assez long, dans un local trop petit et dépourvu de toute ventilation. C'est ainsi qu'après la bataille d'Austerlitz sur 300 prisonniers russes renfermés dans une caverne afin de les protéger contre le froid de la nuit. 260 étaient morts au bout de quelques heures. Pendant la guerre des Indes, en 1756, on avait enfermé à Calcutta 146 personnes, pour la nuit, dans une petite pièce. Le lendemain matin il n'y en avait plus que 23 de vivantes, et celles-ci, bien malades. La science rapporte plusieurs faits semblables, produits en Angleterre, faits datant également de plus d'un siècle.

1) En tenant les fenêtres entr'ouvertes.

2) En ayant des fenêtres munies de vitres à trous ou de vitres doubles sur une certaine hauteur, séparés par un interstice, par lequel l'air puisse pénétrer.

3) En installant des appareils de ventilation particuliers, mais dont l'emploi est limité à des locaux destinés à des réunions d'un grand nombre de personnes.

En été on peut bien tenir les fenêtres ouvertes dans la journée — mais ce moyen convient-il en hiver ?

En hiver, les vitres trouées, les fenêtres simples donnent d'autant plus facilement l'accès à l'air extérieur par leurs interstices, que la différence de température, entre l'air de la pièce et du dehors, est plus grande.

A ce point de vue, il faut éviter de trop calfeutrer les appartements. Les fenêtres doubles sont mauvaises dans les climats à froids peu intenses, en interceptant trop la communication entre l'air de la pièce et celui de l'extérieur.

Quelles mesures d'aération conseillez-vous pour les chambres à coucher ?

Une bonne mesure hygiénique consiste à laisser les fenêtres largement ouvertes une grande partie de la journée, été comme hiver ; (on ne doit pas se tenir habituellement, le jour, dans les chambres à coucher).

L'air pur et la lumière solaire sont les meilleurs moyens bactéricides et purificateurs des appartements.

Il faut fermer les fenêtres, au coucher du soleil.

En hiver, un excellent moyen de ventilation et d'assainissement de la chambre à coucher est un feu de bois dans la cheminée, qui établit un courant d'air avec les fenêtres et entraîne l'air vicié.

Pourtant ne dit-on pas qu'il vaut mieux dormir dans les chambres non chauffées ?

Cela est exact, mais un petit feu de bois dans la cheminée ne chauffe pas beaucoup, surtout s'il est *de courte durée*.

Il adoucit l'air, lors des journées trop froides, l'assèche, lors des journées humides, et le vivifie un peu par la flamme et l'odeur d'un bois résineux.

En principe, cependant, il faut habituer les enfants à dormir dans des chambres non chauffées, en ayant soin de les couvrir bien chaudement dans leur lit.

Puisque nous parlons de la chambre à coucher, comment ordonne-t-on hygiéniquement les lits et la literie ?

Lits de fer de préférence, surtout pour enfants.

Pas de literie de plumes, qui chauffe trop, amollit.

Des oreillers de crin, des couvertures chaudes de *laine*, au lieu de l'édredon — des matelas de crin — jamais de plumes.

Le duvet et l'édredon donnent une chaleur moite, font transpirer, ce qui affaiblit, et amollit le corps.

Les couvertures de laine font partie de l'*endurcissement* des enfants.

Les draps de toile grossière sont préférables aux fins : la toile à gros fil tient lieu d'un gant de crin.

Le matin, tant que les fenêtres sont ouvertes, il faut laisser le lit défait largement, pour permettre à l'air de le bien pénétrer.

La literie aérée est une literie assainie.

Il est bon d'exposer la literie au soleil, par les belles journées.

Les draps bien aérés donnent une impression de fraîcheur, qui excite au sommeil.

Êtes-vous partisan de laisser la fenêtre entr'ouverte la nuit, dans la chambre à coucher ?

Oui, en principe, mais seulement dans des conditions bien déterminées.

Un tempérament endurci peut supporter la fenêtre ouverte la nuit, néanmoins :

1º Dans les endroits à variations brusques de température (la nuit) ;

2º Dans les climats humides, — les refroidissements sont à craindre.

Dans quelles conditions « la fenêtre ouverte » est-elle recommandable ?

1º Dans les endroits à climat égal, sec ;

2º Dans la haute montagne, dans des régions bien protégées ;

3º Partout ailleurs, pendant la saison chaude de l'année.

En laissant la fenêtre ouverte la nuit, les précautions suivantes s'imposent :

4º Ne pas ouvrir complètement la fenêtre ; il suffit de l'entr'ouvrir, pour livrer passage à une quantité d'air suffisante à maintenir salubre celui de la pièce.

5º Ouvrir le haut et non le bas de la fenêtre ;

6º Mettre le lit au fond de la pièce ;

7º Se préserver du courant d'air — empêcher le vent de pénétrer par la fenêtre — car si l'air est salutaire — le courant d'air est nuisible.

Enfin, lorsqu'on a recours à l'aération, par la fenêtre entr'ouverte la nuit, il faut être dans les mêmes conditions, que lorsqu'on pratique ce procédé pendant une cure d'air dans la montagne — c'est-à-dire il faut : « ne pas être en état de fatigue », afin de pouvoir résister à l'influence d'un changement inopiné de température.

Un être fatigué ne résiste pas au froid ; or, la plupart des habitants des grandes villes, les Parisiennes notamment sont des « fatiguées ».

C'est pourquoi, outre l'action de l'humidité du climat, la fenêtre entr'ouverte ne réussit pas à Paris, comme elle réussit à la montagne, et son usage doit y être très limité.

A quoi tient le malaise si fréquent qu'éprouvent certaines personnes, le matin au réveil ? L'air de la chambre à coucher y joue-t-il quelque rôle ?

Très souvent, sinon toujours.

Ce malaise tient à deux causes principales :

1° A une espèce d'*asphyxie lente* due au séjour prolongé dans une atmosphère viciée [1] ;

2° A l'*intoxication d'origine digestive* — par suite d'une mauvaise digestion, — telle qu'elle se produit chez les arthritiques, sous l'influence du sommeil.

Qu'appelez-vous asphyxie lente ?

[1] Les échanges nutritifs et les combustions organiques affaiblis (sous l'influence de l'air confiné d'une chambre n'offrant aucun accès à l'air pur) — et l'élimination de l'acide carbonique ralentie — par suite des échanges respiratoires insuffisants — donnent lieu à une sorte d'intoxication de l'organisme dont les effets viennent se joindre à ceux de l'intoxication d'origine digestive chez les personnes digérant mal.

Asphyxie — c'est la mort par absence d'air respirable.

Elle peut être due : 1° à l'absence d'air — interception de son passage dans les poumons ; — 2° à la respiration d'un air manquant d'oxygène ; — 3° à la présence de gaz toxiques, par exemple : oxyde de carbone, acide carbonique.

L'asphyxie *lente* a lieu, lorsque ces conditions ne se trouvent réalisées qu'à un très faible degré.

L'acide carbonique, par exemple, respiré en petite quantité, affaiblit la vitalité des tissus et la nutrition de l'organisme ; — tel est également l'effet du séjour dans l'air confiné, prérespiré, d'une chambre à coucher.

Quel est le remède à ce malaise du matin ?

Faire, dès le réveil, tout ce qui peut *activer les différentes fonctions de l'organisme* :

Par quelques mouvements, des ablutions froides, des frictions — *activer la circulation, les fonctions de la peau.*

Ouvrir la fenêtre, donner accès à l'air frais, faire des inspirations profondes et régulières, pendant une dizaine de minutes — pour *activer les échanges gazeux respiratoires.*

Réfléchir, modifier la direction de ses pensées, se secouer moralement, pour remettre en train les cellules cérébrales et, par là, le système nerveux, qui entraîne le corps ; c'est-à-dire — *activer le corps par l'esprit.*

La prière réussit bien à certaines personnes comme action morale.

Comment remédier à la viciation de l'air des chambres à coucher ?

Ne pouvant supprimer les causes de la viciation de l'air inhérentes aux individus, c'est-à-dire les effets de la respiration, des sécrétions cutanées, des fonctions digestives, on peut :

1° En éloigner les causes accessoires d'altération, c'est-à-dire, veiller à ce que le vase de nuit soit enfermé dans une table bien close, — qu'il n'y ait aucun appareil de chauffage à faible tirage, et éviter de laisser ouvertes, pendant la nuit, les bouches des calorifères.

La veilleuse est aussi une mauvaise habitude, que contractent beaucoup de personnes.

2° Avoir un cubage d'air suffisant pour le nombre de personnes (15 à 20 mètres cubes d'air par tête au minimum).

3° Établir un peu de ventilation en laissant ouvertes les portes de communication entre la chambre et les pièces voisines, si elles sont inhabitées.

Quelles sont les conséquences pour la santé dans le cas contraire ?

Vivre dans un atmosphère d'air prérespiré, c'est vouloir alimenter une locomotive avec des cendres.

L'influence de l'air vicié sur la santé générale est surtout manifeste chez les jeunes enfants dont la moitié de la vie s'écoule dans la chambre à coucher ; elle se traduit par la pâleur, les chairs flasques, un affaiblissement du système osseux. Le *rachitisme*, si fréquent dans l'enfance, reconnaîtrait la vie dans l'air confiné pour une de ses causes principales.

L'anémie, l'affaiblissement des jeunes filles à l'âge scolaire est également sous la dépendance de l'air vicié, respiré pendant les heures de classe, à l'école.

Pour les fillettes en apprentissage, c'est l'air confiné des ateliers, qui les affaiblit, en plus de la fatigue du travail.

Les femmes qui sortent peu, retenues chez elles par les soucis de leur ménage, et qui en hiver, vivent confinées dans des appartements, chauffés par des poêles à mauvais tirage, dits à combustion lente, prennent un teint pâle et blafard, dû à une sorte d'empoisonnement lent par les gaz du charbon.

Quant aux autres pièces de l'appartement, suffit-il de les aérer le matin, en faisant le ménage ?

Cela suffit, si le nombre de personnes qui y séjournent n'est pas excessif.

Il faut faire exception, pour la salle à manger que l'on aérera quelques minutes avant de se mettre à table, et pendant quelque temps après chaque repas, pour éviter la stagnation des odeurs de cuisine et des plats servis.

Le bon air au repas donne de l'entrain à l'estomac.

Le mauvais air coupe l'appétit, entrave la digestion.

N'est-il pas vrai que l'air est encore plus nécessaire aux enfants qu'aux grandes personnes ?

Le grand air est salutaire aux grands et aux petits, mais évidemment les enfants et les jeunes filles, ayant leur croissance à parfaire, en ont particulièrement besoin. De même qu'une plante poussée dans une serre ne fera pas un arbre résistant, de même une fillette élevée dans l'air des appartements, ne deviendra pas une femme vigoureuse.

Cependant les appartements bien aérés ne peuvent-ils suppléer aux sorties en plein air?

L'air des appartements n'est jamais aussi pur et

aussi vivifiant qne l'air de la campagne, des forêts, —
dans les grandes villes surtout, où souvent l'air des
rues laisse toujours beaucoup à désirer.

Aussi, lorsqu'on fait sortir les enfants, faut-il les
diriger vers des parcs et des jardins, hors des habitations autant que possible.

*En hiver, par les grands froids, est-il prudent de
faire promener les enfants au dehors ?*

Le grand air est nécessaire aux enfants, comme
la nourriture, si ont les veut bien portants.

En hiver, par les grands froids, il faut profiter du
moindre rayon de soleil pour les sortir.

Promener les enfants tous les jours, par n'importe
quel temps, en les habillant en conséquence, est la
meilleure façon de les habituer aux intempéries, de
les endurcir contre l'influence nuisible d'un refroidissement subit. Il faut les endurcir par l'air comme
on les endurcit par l'eau.

Si un enfant reste huit jours sans sortir, il rede-
vient sensible, et il faut le réaccoutumer à la température extérieure.

Par les grands froids, un peu d'exercice joint à la
promenade en plein air (course, patinage) est bien
plus salutaire que le séjour ininterrompu au coin du
feu, dans l'atmosphère enfermée et surchauffée des
chambres.

*Combien d'heures par jour faut-il laisser les en-
fants et les jeunes filles en promenade ?*

Pour les enfants :

En été — douze heures environ — c'est-à-dire
toute la journée, sauf les heures du repos ;

Quatre à cinq heures par jour — au printemps et
en automne ;

Trois à quatre heures par jour — en hiver.

Pour les jeunes filles la durée des promenades dépendra de leurs occupations scolaires :

En vacances, pendant la saison d'été — les laisser vivre et même travailler en plein air, si possible.

Le reste de l'année il est essentiel de leur faire faire des sorties quotidiennes, de *une* à *deux* heures au minimum.

2° CLIMAT

D'après ce qui vient d'être dit, le froid n'est point un empêchement pour sortir?

Non.

L'air froid est tonique.

L'air chaud est débilitant.

Toutefois, l'air froid ne sera bon que si on s'est aguerri à le supporter, sinon il agira comme un traumatisme[1], et créera la maladie.

Pour être vivifiant et bien toléré, l'air froid doit être *sec*, *calme*, c'est-à-dire sans vent; enfin, un vêtement suffisant est nécessaire.

L'air froid excite au mouvement, au travail, de même qu'il stimule l'appétit, la nutrition générale, rend plus profonds et plus complets les échanges respiratoires.

L'air chaud — amollit, rend paresseux.

L'influence des climats au point de vue de la température de l'air, se rapproche-t-elle de celle des saisons froide et chaude?

Elle est la même dans ses lignes générales.

---

[1] On entend en médecine par *traumatisme* tous les chocs, plaies et violences que reçoit le corps.

Le climat froid forme des races actives et robustes.

Le climat chaud forme des races relativement molles et paresseuses.

Le séjour à la Corniche et sur la côte méditérranéenne, par exemple, amollit, débilite au bout d'un certain temps.

Une saison dans la haute montagne, par contre, au milieu des neiges (avec les précautions nécessaires), — avigoure, augmente la vitalité, relève les forces, ainsi que l'énergie du corps et de l'esprit.

Si le froid n'est pas mauvais à l'extérieur, ne l'est-il pas à l'intérieur des habitations?

Pendant la saison froide, la température à adopter dans les habitations doit varier, avec le but auquel les chambres sont destinées.

Les chambres à coucher ne doivent pas être chauffées, sauf en cas de maladie, et jamais au delà de 8° à 10°.

Chauffer les chambres à coucher est une mauvaise habitude, comme celle de bassiner le lit ou d'y mettre des cruchons d'eau chaude.

La chaleur excessive, dans ces cas, débilite comme le climat chaud.

Quelle doit être la température dans les pièces de travail?

12° à 15° peuvent suffire avec une certaine habitude.

14° à 16° sont suffisants à la campagne, pour les gens bien portants et vigoureux.

Il faut 16° à 18° pour les gens fatigués de Paris, ou habitués à la chaleur, pour les personnes non aguerries, et pour celles qui travaillent de tête.

Quand on ne travaille pas du cerveau, quand on est en mouvement, qu'on marche, — on peut s'habituer à vivre dans des chambres modérément chauffées.

Aussitôt qu'on se livre à un travail cérébral, l'afflux du sang vers la tête refroidit le corps, et on a besoin d'une chaleur ambiante plus élevée.

Pourquoi avez-vous spécifié plus haut, que le froid est bon pour la santé à condition qu'il soit sec et non accompagné de vent?

Parce que le froid, bon quand il est sec, ne vaut rien quand il est humide, — circonstance qui favorise la production de maladies diverses, telles que : névralgies, angines, bronchites, etc.

Ce qui est vrai pour l'*humidité* ne l'est pas pour l'*eau*, dont nous allons exposer les effets bienfaisants; il est important de ne pas confondre ces deux points, qui demandent à être nettement distingués.

L'air froid et humide refroidit beaucoup, étant meilleur conducteur de la chaleur.

L'air chaud et humide — oppresse, fatigue.

Tous les deux dépriment les personnes à système nerveux sensible à la baisse barométrique qui les accompagne.

Pourquoi le vent est-il à éviter?

Parce que le froid, bien supporté avec un air calme, l'est mal avec le vent, malgré les couvertures ou abris dont on peut s'entourer.

Tantôt le vent[1] est nuisible par les poussières

---

[1] Dans les villes, un certain degré de vent est nécessaire pour la purification de l'air. Ce qui est un mal dans d'autres régions, devient ici un bien.

qu'il soulève, et qui vont irriter les voies respiratoires, ce qui est surtout mauvais pour les personnes
faibles de poitrine.

Tantôt il énerve, fatigue, étourdit par sa force les
personnes faibles, nerveuses, et fait ressentir du
malaise à certaines d'entre elles, même dans l'appartement.

*La pression barométrique exerce-t-elle une
influence quelconque sur la santé ?*

On ne connaît pas bien cette influence.

Tout ce qu'on sait c'est que la baisse barométrique,
associée ou non au vent, ou à l'humidité, est une
cause fréquente de malaises.

Les personnes vigoureuses s'en aperçoivent moins,
mais les personnes faibles sont très sensibles aux
variations de la pression barométrique. Chez les neurasténiques, les crises de dépression coïncident souvent avec cette baisse.

*En somme, un climat chaud, humide, où le vent
est fréquent et la pression barométrique souvent
basse — ne vaut rien aux affaiblis, aux fatigués ?*

Oui, pour tous ceux qui sont en état d'infériorité
vitale :

— l'humidité — les vents — la baisse barométrique —

constituent trois ennemis de la santé.

3° CURE D'AIR

*La cure d'air n'est-elle pas l'aérothérapie propre-
ment dite ? En quoi consiste-t-elle ?*

La cure d'air n'est, en effet, que l'aérothérapie.

Elle consiste dans le séjour permanent en plein air, (néanmoins à l'abri du vent et des intempéries), allié au repos intellectuel complet et au repos physique relatif, — ainsi qu'à une nourriture fortifiante, légère et abondante — dite la suralimentation.

Par l'aérothérapie, on cherche à remonter, à fortifier un organisme affaibli, en utilisant les qualités vivifiantes de la campagne, de l'altitude, du bord de la mer, en un mot des endroits ensoleillés et pauvres en habitations.

Quelles sont les particularités du grand air qu'on recherche dans ces cas ?

Ce sont :

1° *Une grande pureté* — absence des poussières nuisibles, des gaz, des matières pulvérulentes déversées dans l'air par les cheminées des usines et des habitations des villes, par la respiration d'innombrables êtres vivants qui y sont agglomérés.

2° *Sa composition normale en oxygène et en acide carbonique* — grâce à une riche végétation, qui absorbe l'acide carbonique et exhale de l'oxygène.

Sa richesse, en ozone — gaz purificateur [1] et destructeur des microbes — et *en principes vivifiants* et odorants, émanants des plantes, particulièrement des forêts de pins et de sapins.

Les plantes emmagasinent en elles les forces vives du soleil : elles les rendent à l'atmosphère qui les environne ; c'est au printemps, que celle-ci est le plus vivifiant aux alentours des forêts.

[1] L'ozone est de l'oxygène condensé par l'électricité de l'air.

A quelle époque de l'année est-il préférable de pratiquer la cure d'air ?

Toute l'année s'y prête ; il s'agit seulement de varier les endroits suivant les saisons et suivant les tempéraments.

La plaine et la vallée conviennent en automne et au printemps.

Les hautes altitudes en hiver et en été. En été, parce que la température y est plus fraîche ; en hiver — parce qu'on y jouit du soleil, *au-dessus* des nuages (qu'il n'arrive pas à disperser dans les vallées et la plaine) — enfin parce que la neige couvrant le sol, l'air est d'une extrême pureté.

La haute altitude est déplorable par la pluie (automne, printemps).

La cure d'air est-elle particulièrement destinée aux malades ?

Non, tout le monde s'en trouve bien :

Les enfants et les adultes bien portants peuvent, par une saison de cure d'air, emmagasiner une réserve de forces, pour affronter le travail et les fatigues qui les attendent.

Les fatigués, les affaiblis peuvent récupérer les forces et l'énergie nerveuse, à l'aide d'une cure d'air prolongée.

Quel est l'ensemble de conditions à observer pour qu'une cure d'air devienne profitable ?

Ces conditions concernent :

1. L'air.

2. Le dosage du travail et du repos de l'organisme.

3. La nourriture.

A propos de l'air que faut-il observer ?

La cure d'air, quelle qu'elle soit, doit être faite dans un climat :

— SEC — CALME — FROID.

— *Sec* — veut dire absence de pluie, de brouillards, peu de nuages, — en un mot *pays ensoleillé.*

— *Calme* — veut dire : absence de tout vent qui énerve et refroidit.

— *Froid* — veut dire : température fraîche proportionnellement à la température moyenne de l'été et de l'hiver.

En plein air toute la journée — les nuits on dormira les fenêtres largement ouvertes ou entr'ouvertes, selon le degré de la température extérieure.

En ce qui concerne le vêtement — en hiver on se couvrira autant qu'il le faut, avec des habits chauds et des couvertures, pour ne pas éprouver la sensation de froid, malgré l'immobilité qu'on garde en plein air.

En été, la température, bien que fraîche, étant relativement élevée, — on fera la cure d'air le moins vêtu possible — presque nu si l'on peut, pour laisser agir l'air et le soleil sur toute la surface du corps.

Quant à ce qui est relatif au travail, vous disiez plus haut que le repos intellectuel et physique sont nécessaires ? Suivant quels détails conseillez-vous de s'y conformer ?

Pour que la cure d'air soit salutaire, il faut réduire le travail nerveux au minimum, en supprimant toute fatigue intellectuelle et physique, et en allégeant le travail viscéral, par une nourriture saine, facile à digérer, à prédominance végétarienne.

Le repos intellectuel veut dire : suppression des

soucis et préoccupations, et de tout travail cérébral absorbant.

Le repos physique sera d'autant plus complet, que l'individu est plus affaibli, plus fatigué.

Les enfants et adultes bien portants peuvent au contraire se livrer à des exercices physiques modérés (jeux en plein air, en été ; patinage, lugeage, marches, en hiver).

En résumé : 1° pas de travail cérébral pénible — seulement quelques occupations d'esprit pour éviter l'ennui ; 2° pas de fatigue corporelle, mais un exercice modéré ; 3° pas de surmenage du tube digestif, — mais une alimentation solide et régénératrice.

La cure d'air, outre son action propre, agit certainement par les économies nerveuses qu'on y fait, en vivant dans de bonnes conditions hygiéniques.

Comment doit-on se nourrir pendant une cure d'air ?

Quand on fait une cure d'air, il y a une excitation de toutes les fonctions organiques et notamment de celles du tube digestif. Il faut en profiter pour se *suralimenter*, et réserver la plus grande partie de ses forces pour cette suralimentation, qui est la base de la régénération de tout le corps.

La nourriture doit être carnée en hiver, — mixte, et se rapprochant du végétarisme, en été.

II. — EAU

De quelle façon l'usage de l'eau peut-il contribuer à la santé ?

De trois façons : 1° par la propreté ; — 2° par l'endurcissement; 3° par la sédation du système nerveux.

1° PROPRETÉ

La propreté est-elle une « nécessité » pour bien se porter ?

La propreté est une excellente mesure de santé.

1° L'être humain respire par la peau.

2° Par la sueur[1] il élimine une partie des déchets de la nutrition, produits préjudiciables à la santé, s'ils séjournent dans le corps.

3° Couverte d'un enduit gras imperceptible, la peau saine et en bon état protège contre la pénétration d'éléments nuisibles. Or, une peau dont les pores sont bouchées[2] ne peut pas plus respirer et transpirer normalement, qu'un fin tamis, dont les trous seraient obstrués, ne laisserait filtrer de l'eau.

Enfin, à travers une peau irritée, macérée sous l'action des produits de décomposition résultant de la stagnation de la sueur, de la substance grasse sébacée, des pellicules et de la poussière — les microbes de maladies trouvent plus facilement accès dans le corps; car, de même que la poussière se colle sur la peau moite et malpropre, les microorganismes s'y fixent — n'étant point enlevés par des lavages et des frictions.

---

[1] La sueur, outre qu'elle permet à l'organisme de lutter contre l'élévation de la température, sert encore de véhicule aux substances et sels organiques nuisibles, dont le sang a besoin d'être débarrassé.

[2] La peau possédant la faculté d'*absorption* — des corps susceptibles de passer à l'état de vapeur, lorsqu'on n'est pas propre, on réabsorbe ce qu'on a excrété.

*Pour obtenir la propreté que vous jugez néces-
saire, suffit-il de se laver la figure le matin et de
prendre un bain de temps en temps ?*

Non — pour être vraiment propre, il faudrait des
ablutions quotidiennes de tout le corps, suivies
d'une friction avec un linge de toile grossière.

Encore l'usage de l'eau devrait-il être précédé de
celui du *savon*, qui nettoie et décolle les poussières,
en dissolvant l'enduit gras sébacé qui recouvre la
peau.

Les bains de propreté, pour être efficaces, doivent
être pris à des intervalles assez rapprochés ; tous
les huit jours au moins.

Si les ablutions générales ne peuvent être faites,
au moins faut-il faire des lavages quotidiens des régions susceptibles d'être souillées plus que d'autres :
figure, cou, mains, pieds [1].

*Quant aux mains — n'est-il pas nécessaire de les
laver une fois par jour ?*

Évidemment il faut les laver [2] toutes les fois qu'elles
sont sales, car, sans cette précaution, elles peuvent
devenir un agent de transmission des maladies.

Une bonne habitude à faire prendre aux enfants
dès le plus bas âge, c'est de *se laver les mains
avant chaque repas.*

*Ces multiples soins de propreté ne prennent-ils
pas trop de temps ?*

Devenus automatiques par habitude — le temps

[1] Il faut y comprendre la toilette intime.

[2] Pour empêcher la peau des mains de s'abimer par des lavages trop fréquents. il faut avoir soin d'additionner l'eau de jus
de citron, en été, de glycérine en hiver, et. enfin, de bien
sécher les mains.

qu'ils nécessitent est minime : c'est une question d'éducation.

La propreté est un *devoir*, et même pour certains peuples, c'est un devoir religieux — comme par exemple dans la religion mahométane, qui seule semble avoir bien compris l'importance de la propreté pour la santé — et de celle-ci pour le bien-être de l'esprit. Obligés par leur rite aux ablutions quotidiennes, les Arabes dans le désert, se servent du sable, faute d'eau.

A quelle température faut-il prendre l'eau pour les bains, ablutions et lavages de propreté ?

Du moment qu'on se sert de savon, peu importe la température de l'eau ; en général on peut l'adopter : *froide* — pour les lavages partiels ; — *tiède* — pour les ablutions ; — *chaude* — pour les bains.

La température de l'eau joue un grand rôle, lorsqu'on veut agir par elle pour fortifier et endurcir, aguerrir le corps contre le froid, ou délasser et calmer un organisme à système nerveux fatigué ou irrité.

<h3 align="center">2° ENDURCISSEMENT</h3>

A quelle température l'eau peut-elle servir de moyen d'endurcissement ?

Entre 10 et 20 degrés Cels.

Comment l'eau agit-elle pour arriver à fortifier l'organisme et à l'aguerrir contre le froid ?

C'est grâce à la *différence de température* entre le corps et le liquide employé, à son action sur la circulation sanguine et sur le système nerveux, que se fait l'endurcissement.

C'est une sorte d'accoutumance intermittente et progressive.

Voudriez-vous expliquer en quelques mots l'action des applications d'eau froide sur l'organisme humain ?

L'application de l'eau froide, ayant pour effet de faire affluer le sang vers la peau, modifie les conditions de la circulation, empêche *sa stagnation* dans les organes internes, cause des congestions, et favorise sa dépuration, par l'activité qu'elle imprime à la respiration et aux combustions organiques.

En un mot: l'eau froide fait circuler le sang.

Qu'appelle-t-on la réaction à l'eau froide ?

C'est la sensation de chaleur et de bien-être consécutive aux premières impressions désagréables du froid.

Pendant une douche ou une ablution à l'eau froide, on passe habituellement par trois phases :

1° Oppression, gêne respiratoire allant quelquefois jusqu'à la suffocation ; décoloration de la peau, chair de poule, frissons, tremblements.

2° Calme, insensibilité.

3° Sensation de chaleur [1], vive rougeur de la peau, respiration large, facile, circulation du sang accélérée : sensation d'énergie et de souplesse.

C'est cette troisième phase qui constitue la *réaction.*

Elle est d'autant plus prompte et énergique que l'eau est plus froide, que la température ambiante

[1] C'est la circulation, interrompue sous l'influence du froid, qui se rétablit et amène la sensation de chaleur.

est plus élevée et que le système musculaire est plus
en mouvement.

L'eau froide trop longtemps appliquée donne lieu
à un second frisson. Ce frisson tardif ou secondaire
doit habituellement être évité.

Sous quelle forme peut-on utiliser l'eau froide ?
On peut l'utiliser sous forme de : 1° tub ou lotions
— 2° douches — 3° bains.

*Quel est le mode d'emploi le plus pratique pour
l'usage quotidien ?*
Ce sont les lotions ou le tub [1], ne nécessitant,
comme installation, qu'un baquet ou large bassine,
— *le tub,* et une grosse éponge.

Pour prendre des lotions on se place au centre du
tub et, à l'aide de l'éponge, on lotionne rapidement
tout le corps, en allant de haut en bas. On s'essuie
avec un drap sec, en se frictionnant vigoureuse-
ment.

La durée de la lotion ne doit pas excéder *deux* minutes ; quand elle est terminée, il faut se remettre
au lit, ou s'habiller vivement et faire un peu d'exercice, pour faciliter la réaction.

Par mesure de propreté, il est bon de temps en
temps de savonner rapidement tout le corps avant
la lotion.

La toilette de la figure sera de préférence faite à
part, tantôt avant, tantôt après le tub.

Quel est l'avantage des lotions quotidiennes ?

---

[1] Le *tub* — mot anglais qui se prononce *teub* et qui signifie
baquet; on l'a adopté n'ayant pas de mot correspondant en
français.

1° Propreté du corps — grâce au *savon* et aux *frictions* ;

2° Tonicité, fermeté de la peau — grâce à la réaction au *froid* ;

3° Disparition du froid aux pieds — par suite d'une meilleure circulation du sang, et répartition de la chaleur dans le corps ;

4° Moindre sensibilité au froid ;

5° Plus grande résistance aux rhumes, aux bronchites [1] ;

6° Relèvement des forces du système nerveux — d'où augmentation générale des forces.

La douche froide agit-elle de même que les lotions ?

Son action sur le système nerveux est plus intense par suite de la percussion de l'eau, projetée sur la peau, sous une certaine pression

Elle n'intervient pas comme moyen de propreté.

Moins commode que les lotions, elle doit rester réservée aux prescriptions spéciales des médecins, plutôt qu'être une pratique d'hygiène.

Les personnes très nerveuses ou très faibles supportent mal la douche froide — il en est de même des fillettes, qui en ont souvent peur.

Que faire dans les cas où l'eau froide est mal acceptée ou envisagée avec appréhension par les jeunes filles ou fillettes ?

Toute pratique hydrothérapique mal acceptée ne fait aucun bien — dans ce cas, il faut chercher à la remplacer par une autre.

---

[1] Les exemples de personnes qui, depuis l'usage du tub, perdent la facilité de s'enrhumer sont loin d'être rares ; chacun de nous en connaît plusieurs.

La douche tiède, le tub tiède, l'enveloppement dans le drap mouillé peuvent servir pour établir l'accoutumance progressive à l'eau froide.

Il faut toujours que la femme ou la fillette aille avec plaisir soit à son tub, soit à sa douche.

On peut tout faire accepter, mais lentement, progressivement.

Quelle est la valeur des bains froids ?

Le *bain froid de baignoire* présente d'habitude peu d'avantages. Le bain à eau courante, *bain de rivière*, est plus utile, et bon à être adopté en été, quand l'occasion se présente.

D'autres fois, les *bains de mer* peuvent, pendant une saison, tenir place de l'hydrothérapie quotidienne — mais sur avis préalable du médecin.

Il y a, en effet, des femmes et jeunes filles qui se trouvent mal de ces bains; le séjour même à la mer doit être évité par les tempéraments arthritiques et nerveux.

Enfin l'action des bains de mer varie selon qu'il s'agit de la Manche, de l'Océan, ou de la Méditerranée.

Un médecin habitué à ces questions, peut seul être juge de ce qui convient dans chaque cas particulier.

Quelles sont les précautions à prendre pour que le tub, la douche et le bain froid n'entraînent pas de refroidissement?

1° Ne pas se fatiguer avant — surmenage par marche ou quelque travail ou exercice physique.

2° Ne pas se refroidir avant le bain — si l'on a chaud et que le corps soit en sueur, se plonger directement dans l'eau, sans attendre que la sueur sèche et qu'on se *refroidisse* ; on peut encore s'envelopper dans un peignoir et se tenir quelques instants au soleil — pour se réchauffer, mais non dans l'ombre.

3° Après le tub, douche ou bain — s'habiller rapidement, faire quelques mouvements ; la promenade est très salutaire à ce moment ; si le temps ne s'y prête pas — faire quelque exercice en chambre, ou encore faire la réaction en se mettant au lit et en se couvrant suffisamment.

4° En hiver — après avoir pris le tub, ne pas séjourner sans mouvements dans une chambre non chauffée ; — la réaction avorte et on se refroidit.

5° Ne faire prendre le tub, aux enfants, en hiver, que dans une pièce modérément chauffée.

6° Suspendre les bains, douches et lotions pendant les indispositions mensuelles.

7° Ne jamais prendre un bain pendant les deux heures qui suivent le repas et même, attendre trois heures, s'il a été copieux ; mais on peut, sans inconvénient, manger dans le bain.

3° Sédation du système nerveux

Comment obtient-on la sédation, c'est-à-dire le calme du système nerveux, par la pratique hydrothérapique?

On peut calmer la nervosité par l'emploi de l'eau, soit froide, soit tiède.

L'eau froide, lorsqu'elle est bien supportée, tonifie et fortifie l'organisme ; c'est en le fortifiant, qu'elle finit à la longue par calmer l'irritabilité nerveuse due précisément à la faiblesse.

L'eau tiède par contre exerce une action calmante immédiate.

Une douche tiède un peu prolongée amène une détente des nerfs fatigués.

Rien ne délasse autant qu'une douche ou un bain tiède, après une grande fatigue musculaire.

Un bain chaud prolongé, pris le soir, ramène souvent le sommeil, en cas d'insomnie.

A quelle température un bain est-il tiède ou chaud?

Voici l'échelle de la température de l'eau correspondant aux termes : froid, tiède, chaud, etc., habituellement employés :

Eau très froide.	5 à 12° centigrades.
— froide.	12 à 16° —
— fraiche	16 à 20° —
— tempérée	20 à 26° —
— tiède	26 à 32° —
— chaude	32 à 40° —
— très chaude . au-dessus de 40° —

Un bain tiède ou modérément chaud doit avoir 33° environ. Les bains chauds au-dessus de 35° ne sont plus du cadre de l'hygiène ; ils font partie des traitements actifs.

Quelle est la meilleure façon de prendre un bain de propreté?

Le bain de propreté doit-être pris tiède à la température de 28° à 33° ; on peut le rendre légèrement alcalin en ajoutant une poignée de cristaux de carbonate de soude, ce qui favorise le nettoyage plus parfait de la peau ; d'autre part, pour adoucir l'action irritante de l'eau alcaline, on peut ajouter à l'eau du bain, de l'amidon, une à deux livres environ (dans un sac de toile), ou encore de la gélatine de Paris (250 grammes).

Il est bon de faire suivre ce bain de frictions vigoureuses de tout le corps, avec des linges de toile bien secs, surtout si l'on doit aussitôt ressortir, et s'exposer au froid, au vent, à l'humidité.

Les enfants prendront ce bain de préférence le soir, soit de suite avant dîner, soit au moment du coucher, pourvu qu'il y ait un intervalle de deux bonnes heures entre le bain et la fin du repas.

Est-il aussi utile de prendre des ablutions quotidiennes à l'eau tiède, comme à l'eau froide, le matin?

L'eau froide est préférable, mais lorsqu'on ne la supporte pas, comme cela arrive chez les arthritiques, les nerveux, les jeunes enfants au-dessous de cinq ans, et les personnes très âgées, il vaut mieux avoir recours à l'eau tempérée, tiède ou chaude :

De l'eau froide de la tête aux pieds, lorsqu'on est fort.

De l'eau tiède, pour les faibles.

En voyant les individus vigoureux se livrer au froid, le supporter et s'en trouver bien, les faibles ont la tentation de faire de même. Pourtant, il leur faut une accoutumance progressive, un entraînement préalable au froid; en brusquant les choses, ils se feraient plus de mal que de bien.

Quelle doit être la durée des ablutions ou des bains tièdes ?

Toujours plus longue que celle des bains ou ablutions à l'eau froide :

Douche froide — quelques secondes ; douche tiède — quelques minutes.

Lotions froides — quelques secondes à deux minutes ; lotions tièdes — deux à cinq minutes.

Bains froids de baignoire[1] — quelques secondes à quelques minutes ; bains tièdes — un quart d'heure à une demi-heure.

A partir de quel âge peut-on faire usage de l'eau froide, en bains ou en ablutions ?

A partir de cinq à sept ans, selon les tempéraments.

Bains *chauds* après la naissance, *tièdes* à partir de deux ans ; *frais* de trois à cinq ans, telle peut-être l'accoutumance progressive à l'hydrothérapie quotidienne.

Toutefois les enfants robustes peuvent être habitués à l'eau froide de meilleure heure, ainsi que c'est l'usage en Angleterre.

Vous n'avez parlé jusqu'ici que des bains simples, mais, à quelle température faut-il prendre les bains sulfureux, alcalins, aromatiques ?

Les premiers sont des bains qui ne doivent être pris, ainsi que les douches de diverses espèces, que sur prescription spéciale du médecin.

Quant aux bains aromatiques, il sont surtout *agréables* à prendre, ce qui est leur grand avantage pour beaucoup de femmes et de jeunes filles. Ils doivent être pris froids en été et tièdes en hiver.

Selon leur composition ils jouissent tantôt de

---

[1] Les bains froids doivent être distingués selon qu'on les prend en baignoire ou en pleine eau : lac, rivière, mer. Dans ce dernier cas, ils peuvent être plus longs à cause des mouvements de natation, qui empêchent le refroidissement.

propriétés toniques [à l'eau de cologne, à la lavande[1]] fortifiantes [au lait virginal[2]], rafraîchissantes [à la verveine[3]]; tantôt, ils délassent les nerfs fatigués [aux espèces aromatiques[4]], tantôt enfin, ils contribuent à faire maigrir [au citron[5]].

II. — LUMIÈRE

La lumière indispensable à la santé n'est-elle pas la lumière solaire?

Oui, car les rayons solaires sont les porteurs de la force vivifiante, que le soleil répand dans l'Univers.

De même que les plantes cultivées dans l'obscurité ne verdissent pas, de même les enfants élevés sans air, ni lumière, sont pâles, et chétifs; au lieu

[1] *Bain de lavande :* Écraser la lavande. la laisser pendant trois jours dans vinaigre et vin blanc. filtrer au tamis et mettre en bouteille.

[2] *Bain au lait virginal :* Eau de roses. 100 gr.; teinture de myrrhe, 50 gr. : teinture de benjoin, 50 gr.; essence de citron, 3 gr.; pour 2 litres et demi d'eau.

[3] *Bain de verveine :* Feuilles de verveine; aussitôt cueillies. les mettre dans de l'alcool pendant 2 ou 3 heures; mettre ensuite le tout dans un pot en terre rempli d'eau distillée; filtrer au bout de 3 jours.

[4] *Bain aromatique :* Prendre une livre de thym. de marjolaine. d'hysope, de sauge, de romarin. de riz écrasé, de farine d'orge et 2 litres et demi d'eau. ajouter une poignée de sel et faire bouillir. Passer au tamis, verser dans le bain.

[5] *Bain de citrons :* Enlever les pépins de trois ou quatre citrons ainsi que la peau jaune qui les enveloppe, couper la partie, qui reste, en tranches que l'on met dans un pot d'eau bouillante, qu'on couvre pendant la nuit. Le matin on passe au tamis et on met cette eau dans le bain. Les bains de citron sont également rafraîchissants ; leur usage vient des tropiques.

d'avoir les joues roses, couleur de santé, ils ont un teint blafard.

Tout travail accompli le jour fatigue beaucoup moins que s'il est fait la nuit.

L'homme est fait pour dépenser son activité à la lumière du jour ; la nuit et l'obscurité conviennent au repos.

C'est donc à l'absence de la lumière solaire, dont ne jouissent pas ceux qui travaillent la nuit et dorment le jour, que serait due la fatigue particulière inhérente au travail nocturne ?

L'expérience suivante le fait croire : en Algérie pour éviter les chaleurs diurnes, on avait imposé aux soldats la marche durant la nuit et le repos le jour. Ces soldats étaient finalement bien plus fatigués et épuisés, que ceux qui avaient marché le jour, malgré les fortes chaleurs à supporter.

Se lever avec le jour, se coucher avec la nuit, telle devrait être la règle.

Alors le proverbe « lever à cinq, coucher à neuf [1] » a-t-il bien raison ?

Il a raison en partie, puisqu'il réserve à la veille presque toute la lumière du jour, en été surtout ; et indique pour le sommeil les heures d'obscurité

Rien de plus fatiguant et de surmenant, que veiller tard dans la nuit.

Les meilleures heures de sommeil sont celles d'avant minuit.

Une femme coquette, soucieuse de son teint, ne devrait jamais se coucher après dix heures.

---

[1] Voici ce proverbe : « lever à cinq, dîner à neuf, souper à cinq, coucher à neuf, — fait vivre dans nonante neuf ».

Il est des femmes, qui sont ridées le lendemain
d'une soirée ou d'une nuit d'insomnie; tandis qu'elles
ont le teint lisse et jeune, les jours où, se couchant
de bonne heure, elles ont assez dormi.

*Combien faut-il d'heures de sommeil par vingt-
quatre heures?*

Il n'y a pas plus de lois générales pour la durée
du sommeil nécessaire à un âge déterminé, qu'il n'y
en a pour la nourriture, le travail, — convenant à
une époque de la vie, à une catégorie d'individus.

Les physiologistes admettent, en moyenne, *six*
heures pour les vieillards; *sept* heures pour les adultes; *huit* heures pour les enfants.

Ce principe de généralisation est absolument
erroné. Deux individus de même âge peuvent avoir
besoin d'un nombre d'heures de sommeil différent,
de même que la quantité de nourriture nécessaire à
l'un ou à l'autre est différente. Un homme vigoureux
peut et doit fournir une somme de travail plus considérable qu'un homme plus faible de même âge.
Tout est question de constitution et de santé; à chacun de trouver la somme de repos qui convient à son
tempérament.

Je connais des personnes âgées qui, même si
elles ne dorment pas, ne se trouvent bien qu'avec
huit heures de repos par jour.

Les jeunes enfants ont souvent besoin de neuf
heures de sommeil, surtout si elles commencent à
faire leurs devoirs scolaires, qui les fatiguent.

Enfin, il n'est pas rare de voir des personnes
adultes, qui ne peuvent fournir un travail considérable quand elles n'ont pas dormi neuf heures, sinon
leur résistance nerveuse est épuisée au moindre effort.

De quelle façon peut-on utiliser la lumière, pour fortifier sa santé?

Il faut :

1° La laisser pénétrer largement dans les habitations.

« *Où entre la lumière, pénètre la santé,* »

2° Vivre en plein air, au soleil ;

3° Prendre des bains de lumière.

1° Lumière et habitations.

La lumière solaire assainit donc les habitations ?

Oui, dans les chambres sans soleil on élève des enfants anémiés, scrofuleux, rachitiques ; on contracte, plus facilement que dans les appartements ensoleillés, les maladies contagieuses, car le soleil est un meilleur désinfectant, et tueur de microbes, que tous les produits chimiques.

La plupart des microbes, ceux de la tuberculose par exemple, ne résistent pas à l'action prolongée, des rayons directs du soleil.

2° Plein air et soleil...

L'action vivifiante du grand air n'est-elle pas également due, en partie, à ce qu'on jouit plus directement de la lumière solaire?

Parfaitement et cette action est remarquable sur les personnes qui supportent bien de rester exposées au soleil pendant un certain temps.

Laisser les enfants presque nus jouer dans des jardins ensoleillés, c'est leur faire faire une forte réserve de force et de santé.

Toutefois, pour profiter de l'action fortifiante de la lumière, il ne faut pas être hermétiquement couvert, des pieds à la tête, par ses vêtements, comme font nombre de femmes.

Éternellement enveloppées de voilettes, de gants, ne sortant qu'en voiture fermée pour préserver leur teint, les mondaines renoncent à l'action bienfaisante de l'air et de la lumière.

La peau est faite pour respirer et pour recevoir la force vitale qui, avec la lumière, nous vient du soleil. Laisser à découvert la figure, le cou, les mains et même les avant-bras, lorsque le froid ne s'y oppose pas, est une mesure logique de santé.

3° Bains de lumière.

Désirant profiter de l'influence bienfaisante des rayons solaires, ne faudrait-il pas exposer à leur action, presque toute la surface du corps?

C'est ce qu'on recherche précisément par les bains dits de lumière.

On en distingue deux catégories :

1° Bains de soleil;

2° Bains de lumière artificielle.

Dans quelles conditions prend-on les bains de soleil?

Il y a des établissements spéciaux, possédant de vastes jardins ou parcs, où l'on peut se promener, presque nu, revêtu d'un costume de bains très sommaire, exposant ainsi toute la surface cutanée à l'action directe des rayons solaires.

Il va sans dire que ces établissements se trouvent dans des endroits ensoleillés, à climat égal, et que l'été est surtout la saison de ces bains d'air et de soleil.

Quels sont les bains de lumière artificielle?

Ce sont les bains de lumière électrique, à laquelle on s'expose nu, dans une cabine.

Ces bains paraissent agir par la lumière, tandis qu'il y en a d'autres semblables, qui agissent par la chaleur.

C'est ainsi qu'en Amérique on donne des bains à haute thermalité, mais sans lumière, dans l'obscurité ; leur action est toute différente.

CHAPITRE XI

EXERCICE

SOMMAIRE

EXERCICE

CHAPITRE XI

EXERCICE

Quelle part l'exercice doit-il tenir dans la vie d'une femme?

Au point de vue de l'exercice il faut, chez la femme, distinguer trois périodes selon l'âge :

Première période — de *croissance*.

Deuxième période — d'*état stationnaire*.

Troisième période — de *vieillesse*.

— *Indispensable* — pendant la période de croissance,

— *Question de tempérament* — chez la femme développée (stationnaire), l'exercice n'est plus que d'une

Nécessité relative — dans la vieillesse.

Envisager l'exercice à chacune de ces périodes de vie chez la femme — tel sera l'objet de ce chapitre.

I. — PÉRIODE DE CROISSANCE

Pourquoi l'exercice est-il indispensable pendant la période de croissance?

L'exercice étant un des moyens essentiels pour favoriser le développement, l'accroissement du corps

— c'est à la période de croissance, lorsque la faculté d'accroissement est en pleine force, qu'il faut y avoir recours, si l'on veut obtenir le développement physique parfait d'un organisme.

C'est une loi de la vie, que l'accroissement résulte de l'exercice ; — l'activité développe, — l'inactivité fait déchoir.

Pourvu que l'apport de nourriture et d'air soit suffisant, l'exercice physique, dans le jeune âge, devient la base de la santé et de la force physique de l'âge adulte — santé et force, qui sont de grands éléments de succès dans la vie, car l'être humain doué d'une forte constitution, peut encore aller de l'avant, lorsque d'autres, plus faibles, seront tombés dans la lutte.

L'instinct amène déjà l'homme à chercher la santé dans le mouvement : l'incessante mobilité des jeunes enfants en est une preuve, ainsi que la turbulence des enfants plus grands : à la sortie de l'école, par exemple, leurs jambes semblent avoir besoin de mouvement, comme les poumons ont besoin de respirer l'air frais.

Rendre plus fort et vigoureux — est-ce là le principal mérite de l'exercice ?

La force corporelle est la résultante des bons effets de l'exercice, sur tous les systèmes de l'organisme.

Le corps humain est une machine compliquée dont tous les rouages sont solidaires les uns des autres.

La mise en activité — c'est-à-dire le travail — d'un système d'organes, retentit sur l'ensemble des systèmes.

Aussi l'exercice, agissant à la fois :

— Sur le système musculaire — (les muscles se

développent davantage et gagnent en force et vigueur).

— Sur le système articulaire — (les jointures gagnent en souplesse).

— Sur la nutrition — c'est-à-dire la santé générale, — (toutes les fonctions vitales s'accomplissant d'une façon plus parfaite).

Rend l'individu plus fort, plus vigoureux, plus résistant.

Si les jeunes Anglaises sont plus vigoureuses et plus résistantes que les jeunes filles françaises, cela est dû, à ce que l'exercice physique tient une grande place dans leur éducation.

De quelle façon l'exercice, c'est-à-dire le mouvement, favorise-t-il le développement des muscles?

Pendant que la contraction du muscle, en vue d'un mouvement, a lieu, — c'est-à-dire pendant le *travail* du muscle — la vie y afflue plus abondante ; la circulation du sang est plus active, le sang nourricier y arrive en plus grande quantité, le sang veineux en est chassé plus facilement en entrainant les déchets de la nutrition ; — en un mot le muscle est plus fortement vivifié, — ses fibres se multiplient, il s'accroît et augmente sa vigueur par la force de ses contractions.

Quant aux effets directs de l'exercice sur le système articulaire, quels sont-ils ?

Ce sont :

1° Souplesse plus grande des jointures ;

2° Facilité des mouvements plus étendus ;

3° Force et résistance plus grande des liens articulaires.

16.

Une jointure peu mobilisée fonctionne maladroitement comme les gonds d'une porte rarement ouverte — ou une montre qui ne marche pas — dont les rouages se rouillent.

L'activité développe dans le sens de l'action.

De quelle façon l'exercice agit-il sur la santé générale ?

Il agit par l'intermédiaire de toutes les fonctions vitales, qui sont stimulées par l'exercice.

Le travail musculaire active en effet le travail de trois autres systèmes du corps :

1° Circulatoire ;

2° Respiratoire ;

3° Digestif.

De quelle manière l'exercice peut-il influencer ces trois fonctions ?

1° Pour la *circulation* — vous savez déjà que dans tout muscle qui se contracte — c'est-à-dire qui travaille, il se produit un afflux plus abondant du sang — la circulation s'accélère.

— Or, il est rare que, pour produire des mouvements, il y ait simplement contraction d'*un* muscle ou d'un *seul* groupe de muscles ; — habituellement ce sont les groupes musculaires de toute une région du corps qui entrent en jeu.

L'accélération de la circulation du sang, qui en résulte pour la région dont les muscles travaillent, — entraîne son accélération dans le reste du corps — d'où, partout, apport plus rapide de matériaux nutritifs et, par suite, activité plus grande des échanges nutritifs dans l'intimité des tissus.

2° Pour la *respiration,* — l'accélération des échanges nutritifs, qui résulte de l'exercice, nécessite une respiration plus active, pour satisfaire à l'oxygénation du sang, plus rapidement saturé d'acide carbonique. En outre, certains mouvements, mettant en contraction les muscles de la cage thoracique et du tronc, amplifient par eux-mêmes les mouvements respiratoires, et augmentent ainsi la capacité des poumons et la quantité d'air, qui vient vivifier le sang.

L'exercice, d'ailleurs, se faisant en plein air habituellement, — c'est un air pur et bienfaisant qui vient plus abondamment au contact du sang dans les poumons.

3° Quant à la *digestion* — certains mouvements du tronc ont pour effet d'exécuter, par les muscles qui entrent en jeu, une sorte de massage sur les organes du tube digestif, dont l'activité se trouve ainsi stimulée.

Enfin, grâce à l'accélération des échanges nutritifs avec le besoin de prendre de la nourriture, pour réparer les pertes — les bonnes digestions se trouvent secondées par un bon appétit.

En résumé, c'est la possibilité d'acquérir une forte santé physique; qui rend l'exercice indispensable pendant la période de croissance.

A partir de quelle époque conseillez-vous l'exercice chez la jeune fille ou la fillette?

A partir de l'âge de sept ans, une fillette peut prendre part aux exercices voulus, méthodiques — mais c'est à l'âge le plus tendre, que commence en réalité l'exercice — car les *jeux d'enfants en plein air*, au soleil, liés à des mouvements variés, la course, le saut et la marche — en font déjà partie.

Sauf les jeux qui immobilisent : toupie, billes, ainsi que les jeux de devinette et à la poupée, les autres, qui ont lieu en plein air, offrent tous une gamme de mouvements et d'efforts, qu'on peut proportionner à l'âge des enfants.

Depuis les plus simples, convenant aux petites fillettes : la marelle, les grâces, les rondes, la raquette — il y en a d'assez intéressants pouvant servir d'exercice aux fillettes plus âgées, et aux grandes jeunes filles.

Quels sont, en général, les exercices physiques auxquels peuvent utilement et sans inconvénients s'adonner les fillettes et jeunes filles ?

Les exercices, qui peuvent être utilisés dans l'éducation physique des jeunes filles, sont de trois ordres :

I. Jeux en plein air.

II. Exercices méthodiques en plein air.

III. Sports.

De chacune de ces catégories, il faut exclure les exercices, qui par leur violence, la brutalité et les efforts intenses qu'ils nécessitent, ne conviennent ni à la constitution, ni au caractère féminins.

D'autre part dans chacune de ces catégories, il faut choisir les exercices, pouvant être mis à la portée des jeunes filles, selon leur situation sociale — selon le climat du pays habité.

Quels sont les exercices que vous préconisez pour les jeunes filles et les fillettes ?

En voici la liste :

Exercices physiques.

I. EXERCICES-JEUX [1]	II. EXERCICES MÉTHODIQUES	III. EXERCICES-SPORTS
1. *Jeux de grâce et de souplesse.* Danse. Marche rythmée et chantée. Rondes et danses en plein air accompagnées de vieux chants. Le jeu de grâces. 2. *Jeux d'agilité, d'adresse et d'intelligence.* Le volant, la balle, le croquet, la raquette, le sabot, le lawn-tennis, le jeu de corde. 3. *Jeux procédant de la course.* La marelle, le saut à la corde, le berger, les voisins, le veuf, quatre-coins, colin-maillard, barres, cache-cache, le cerceau, le cerf-volant, le chat perché.	Promenades à pied. Promenades en voiture. Excursions. Patinage. Natation. Gymnastique de mouvements et attitudes. Gymnastique respiratoire.	Équitation. Bicyclette. Canotage.

[1] La plupart de ces jeux étant bien connus de tout le monde, on en trouvera l'explication dans les grands dictionnaires ou dans les livres spéciaux à cet usage.

1° EXERCICES-JEUX

Dans quelle mesure les jeux en plein air peuvent-ils être utilisés comme exercice ?

Les jeux en plein air sont des exercices volontaires, libres, acceptés par les enfants avec plaisir,

— qui les attirent et les distrayent — et c'est là leur avantage sur la gymnastique.

Une promenade faite sans but est souvent ennuyeuse pour l'adulte ; — de même pour l'enfant, un exercice imposé, dont il ne conçoit pas l'utilité — l'ennuie, le fatigue, et est accompli sans l'entrain voulu.

— *Ce qui plaît, — fatigue peu.*

Toutefois :

— Modérer l'entrain excessif des enfants ;

— Interrompre le jeu par des intervalles de repos ;

— En abréger la durée totale, —

doit être la tâche des personnes, qui surveillent les enfants, afin d'éviter l'apparition de la fatigue. Toute course de deux à trois minutes doit être interrompue de quelques instants d'arrêt ou de repos.

L'*intermittence* et l'*entraînement* sont les règles de tout exercice.

Le jeu en plein air calme les enfants nerveux, mais s'il aboutit à la fatigue, il les surexcite et peut leur donner de la fièvre.

Comment répartiriez-vous les jeux selon l'âge des fillettes ?

Les marches rythmées et chantées, les danses et *rondes* en plein air accompagnées de chants, *les grâces*, qui développent la flexibilité du tronc, la souplesse et l'harmonie des mouvements ; la *raquette* et le *jeu de balle*, qui mettent en mouvement les bras, le *cerceau* qui constitue un exercice de course — conviennent particulièrement aux *petites* filles.

A partir de l'âge de sept à huit ans, les fillettes peuvent participer à la plupart des jeux en plein air.

Au point de vue des effets de l'exercice, quelle est l'action de certains jeux?

Selon les mouvements accomplis les jeux peuvent être assimilés aux exercices dont ils relèvent.

Il y a des jeux liés *à la course*, tels que : le cerceau, le berger, le veuf, quatre-coins, course à la corde, colin-maillard, barres, le cerf-volant, les voisins.

D'autres jeux sont liés *aux mouvements des bras :* le volant, la balle, et surtout le lawn-tennis.

D'autres enfin — au saut, à la marche et aux attitudes.

Les jeux relevant de la course, ont-ils les effets de celle-ci?

Partiellement.

La course met en jeu les muscles du tronc et des membres inférieurs, sans leur imposer un travail exagéré, elle développe l'ampleur de la poitrine, en forçant à multiplier les mouvements respiratoires.

La course proprement dite ne convient pas aux jeunes filles.

Les jeux liés à la course [1] sont permis, à condition d'éviter l'essoufflement.

Dès qu'il y a essoufflement, il y a fatigue générale :

Les enfants qui ont trop couru sont énervés, perdent l'appétit et le sommeil ; ils ont fatigué leur système nerveux, en même temps que leurs muscles.

---

[1] La course est un exercice de vitesse — or, tout exercice de vitesse demande une grande dépense de fluide nerveux.

Tout mouvement, et partant toute contraction musculaire se fait sous l'impulsion venant du cerveau. Plus les alternatives de contraction et de relâchement de la fibre musculaire sont répétées fréquemment dans un temps donné, plus l'effort cérébral est intense, et plus est grande sa dépense en fluide nerveux.

Quel est l'avantage des jeux qui mettent en mouvement les bras ?

En agissant en même temps sur les bras, les épaules et sur la cage thoracique, ces jeux constituent une sorte de gymnastique respiratoire, en plus de leur avantage de développer la sûreté du coup d'œil, l'agilité, et l'adresse.

Lequel des jeux rentrant dans cette catégorie conseillez-vous surtout ?

Le *lawn-tennis* est, parmi tous, de beaucoup préférable, comme exercice physique véritable, mais il n'est pas à la portée de tout le monde. Dans ces cas le *volant* et les grands *jeux de balle* doivent lui être substitués.

Ces jeux, constituant des exercices physiques très utiles, en même temps que des distractions attrayantes et intéressantes, ils doivent être mis à la disposition des fillettes, aussi bien que des grandes jeunes filles.

Chez ces dernières, il est important de déraciner l'idée que *le jeu ne convient plus à leur âge,* et de leur démontrer que le volant, la balle, le lawn-tennis sont en réalité des exercices aussi nécessaires à leur développement physique, que leurs études de classe le sont à leur développement intellectuel.

Dans certains pensionnats, on met le lawn-tennis à la disposition des élèves, elles se refusent à en profiter, prétextant qu'à 18 et 20 ans on ne s'adonne plus aux jeux !

Quant aux jeux procédant du saut, de la marche et des attitudes ?

Ce sont d'une part, le saut à la corde, la marelle, etc., et les jeux analogues ; et d'autre part, la danse.

Le saut à la corde peut être toléré chez les enfants, mais il doit être défendu à la jeune fille.

Une jeune fille qui saute à la corde fait le même effort musculaire, que si elle montait en courant, et d'un trait, au sommet de l'Arc-de-Triomphe ; comme les coureurs, elle fatigue son cœur par des efforts répétés ; des palpitations peuvent en être la conséquence.

La course à la corde, exercice d'agilité, devrait remplacer le saut à la corde.

La marelle ou cloche-pied, prédisposant aux entorses, — est à déconseiller.

Quant à la danse, la conseillez-vous ?

La danse est un très bon exercice pour les systèmes musculaire et articulaire, en raison de la *marche* et des *attitudes* variées, dont elle est composée.

C'est elle, par excellence, qui chez les fillettes développe l'harmonie des mouvements et la grâce.

1° Accompagnée de très peu de musique, juste assez pour indiquer le rythme aux mouvements ;

2° Ayant lieu en plein air, vastes cours et jardins ;

3° En plein jour et non le soir, —
la danse peut être enseignée dès l'enfance. Outre qu'on développerait ainsi la grâce chez les fillettes, cette façon d'agir rendrait inutiles des « cours de danse » pour les grandes jeunes filles. Or les soirées des « cours de danse » leur sont au moins aussi nuisibles que plus tard les bals et soirées « où l'on danse ».

Quel est donc l'inconvénient des bals et soirées ?
C'est :

1° La durée trop longue (on danse plusieurs heures de suite);

2° La respiration d'un air vicié et rempli de poussière et souvent de parfums ;

3° Le surmenage qui résulte de la veille prolongée (on y consacre les heures destinées au repos et au sommeil);

4° La danse après le repas, et dans des vêtements serrés ;

5° La surexitation nerveuse, qui dans quelques cas peut être mauvaise.

2° EXERCICES MÉTHODIQUES

La promenade à pied constitue-t-elle un véritable exercice ?

La promenade à pied ou la marche est un exercice, mais un des plus doux.

Convenant à tous les âges, c'est aussi *le premier exercice* des jeunes enfants.

S'effectuant à l'aide de mouvements automatiques, elle nécessite un travail de peu d'intensité, mais soutenu.

C'est un exercice de fond, c'est-à-dire un exercice ne comportant pas d'effort, qui néanmoins fait travailler le système musculaire, et sert à fortifier la santé de l'organisme, et sa résistance.

Sans forcer la respiration, les échanges gazeux respiratoires se font plus complètement ; la circulation est activée, sans fatigue pour le cœur.

Par la marche on fournit du travail musculaire, tout en ménageant sa machine. La quantité de travail fourni variera toutefois avec sa durée, son allure, le terrain où elle a lieu.

Une marche trop prolongée, trop rapide, sur un terrain accidenté, finit par constituer un exercice considérable, aboutissant à la fatigue.

En somme, exercice doux et des plus salutaires pour les enfants et les jeunes filles, la promenade à pied doit être *dosée* comme tout autre chose.

Peut-on, par la promenade à pied, remplacer les autres exercices ?

Chez les toutes petites fillettes, et chez les jeunes filles, élèves d'établissements scolaires supérieurs, surmenées par du travail cérébral, la promenade constituera souvent un exercice suffisant : — tout autre, plus considérable, devenant, pour elles, une nouvelle fatigue cérébrale à ajouter à celle engendrée par le travail intellectuel.

C'est le cerveau qui fait mouvoir les muscles ; — alors, surmenage nerveux toutes les fois qu'un travail physique intense succède à un travail intellectuel intense.

Par contre, pour les enfants et les jeunes filles qui travaillent peu ou point, pendant les vacances et les jours fériés, les exercices plus actifs sont plus salutaires que la promenade, qui ne devient alors qu'un accessoire.

Enfin, il est évident que, toutes les fois que les autres exercices sont inaccessibles, on doit avoir recours à la promenade à pied, qui est toujours possible.

Quant à la promenade en voiture, vous n'en avez rien dit encore ?

Il en sera plus longuement question à propos de l'exercice chez la femme adulte (p. 302).

Pour les enfants et les jeunes filles, la promenade en voiture n'est pas à proprement parler un exercice ; elle est salutaire par le grand air ; — c'est un exercice « passif » pour les affaiblies et les fatiguées — mais qui ne peut avoir d'action directe sur le développement d'un organisme en croissance.

En fait d'excursion, ne voulez-vous pas désigner par là, les promenades en pleine campagne ou en forêt, faites par maîtres et élèves, dans le but d'enseigner à ces dernières des notions de botanique ou de géologie? Qu'elle est leur valeur, comme exercice?

L'excursion comporte l'exercice de la marche accélérée ; c'est une promenade à pied, liée à une leçon des choses.

L'avantage d'une journée en plein air se trouve combinée avec un léger travail intellectuel et un exercice physique, dont la fatigue est d'autant moins ressentie, que l'attrait du but de la promenade est plus grand pour les jeunes filles.

Le patinage, n'est-il pas un exercice très recommandable?

Le patinage est un excellent exercice physique méthodique, qui, comme la danse, développppe la grâce des mouvements, en même temps qu'il développe le système musculaire du tronc et des membres inférieurs ; les efforts, faits pour se tenir en équilibre font travailler les muscles antérieurs du tronc, et fortifient par la même les muscles abdominaux.

Comme pour la danse, on l'apprend d'autant plus

facilement et il est d'autant plus utile pour le développement physique, qu'on le commence plus jeune.

Pratiqué en plein air, à température basse, le patinage réchauffe, vivifie l'appétit, active la nutrition générale.

De même que le lugeage, cet exercice doit tenir une grande place dans les cures d'air d'hiver, dans la montagne.

Impossible à pratiquer dans les pays où le climat ne s'y prête guère, les fillettes et les jeunes filles doivent beaucoup être encouragées à se livrer au patinage, partout où il est possible.

La natation constitue-t-elle un exercice bien utile pour les jeunes filles?

La natation est un exercice méthodique, qui a pour avantage de donner lieu à des mouvements absolument symétriques des deux côtés du tronc et des membres, et qui, par suite, peut rendre service chez des jeunes filles ayant tendance aux attitudes vicieuses et aux déformations de la taille.

L'action du bain froid et du grand air — lorsque c'est sur un fleuve, un lac, que l'on apprend à nager, — vient s'adjoindre aux bons effets de l'exercice musculaire.

Toutefois, il y a des jeunes filles sur lesquelles l'eau froide exerce une action déprimante ou qui craignent les bains de rivière; — dans ces cas, il vaut mieux renoncer à cet exercice — si salutaire qu'il soit.

La gymnastique est-elle aussi nécessaire aux jeunes filles qu'aux garçons?

Non, elle ne leur est utile que dans certaines conditions.

En premier lieu, pas d'acrobatisme.

La gymnastique aérienne, avec appareils ne doit pas du tout être abordée par les jeunes filles. Ce qui leur convient, c'est la gymnastique de chambre, terre à terre, consistant en des exercices d'assouplissement, en des mouvements de flexion, d'extension et d'élévation du tronc et des membres.

On peut avoir recours à la gymnastique suédoise, avec ses mouvements méthodiques, pour fortifier les muscles du dos, et pour combattre chez les jeunes filles la tendance aux attitudes vicieuses et à la déviation de la colonne vertébrale.

La gymnastique de chambre doit toujours être : de courte durée, modérée, graduellement augmentée — pour rester inoffensive ; faite en plein air, dans les cours et jardins, — elle n'en serait que plus salutaire et plus agréable aux enfants.

Pour la gymnastique, plus que pour tout autre exercice, il faut se souvenir que :

« Un peu d'exercice fortifie ; — beaucoup épuise ».

Dans les écoles, les pensionnats et pour les jeunes filles qui suivent des cours, les lycées, la gymnastique n'est-elle pas salutaire, à intercaler entre leurs heures d'études, pour les délasser un peu ?

Pour les jeunes filles absorbées par leurs études, une promenade au grand air vaut mieux qu'une leçon de gymnastique.

On ne délasse pas un cerveau fatigué, en faisant travailler les muscles ; — on le surmène.

S'il existe un aussi grand nombre de jeunes filles

faibles, fatiguées, peu résistantes, c'est qu'on les surmène de toutes façons :

Aux élèves des lycées, suivant des cours particuliers, des leçons de musique et de chant, on impose, pour faire équilibre au travail cérébral, un cours de gymnastique, sans songer que, dans ces conditions, on ne fait que surajouter une nouvelle fatigue à la précédente.

C'est ainsi qu'au lieu de fortifier, on épuise.

C'est par le surmenage, pendant la période de croissance, qu'on crée une race fatiguée.

Qu'entend-on par gymnastique respiratoire?

On entend par là, tous les exercices qui mettent en jeu les muscles de la cage thoracique, et qui augmentent la profondeur et l'amplitude des mouvements d'inspiration. Dans ce cadre rentrent :

1° Le canotage et la natation.

2° La respiration méthodique.

3° L'exercice par la voix parlée et chantée.

1°. — A la page 296 et 293 il est question des avantages du canotage et de la natation.

2°. — La *respiration méthodique* consiste à exécuter des inspirations profondes, régulièrement espacées, les mains placées sur les hanches et les coudes portés en arrière.

La plupart des femmes et des jeunes filles *ne savent pas respirer* — c'est-à-dire faire pénétrer largement l'air dans leurs poumons, et utiliser toute la capacité de ces derniers ; — aussi, est-il important de le leur enseigner dès le plus jeune âge ; on peut par exemple, pendant que les enfants jouent, interrompre leurs jeux toutes les demi-heures et leur faire exécuter une douzaine d'inspirations lentes et profondes.

3° — Le fait de *parler*, de *chanter* à haute voix et même de *crier*, constitue une sorte d'exercice pour les muscles de la cage thoracique et les poumons ; — la force de la voix dépendant en grande partie de la force avec laquelle l'air expiré est chassé des poumons par le soufflet pulmonaire — (cage thoracique et diaphragme).

La *lecture à haute voix*, la *déclamation*, les *chants* et les *jeux bruyants* des enfants sont donc utiles à cet égard.

3° EXERCICES-SPORTS

Y a-t-il des avantages à laisser les jeunes filles s'adonner aux sports ?

Toutes les fois que la situation matérielle des parents s'y prête, on peut conseiller les exercices sportifs aux jeunes filles.

L'attention, le courage, l'esprit de décision se développent par leur pratique. La santé physique n'en profite pas moins : l'avantage du séjour au grand air se trouve lié à l'exercice musculaire.

Le canotage et la bicyclette sont les sports qui conviennent surtout aux jeunes filles ; le cheval est moins à conseiller.

Quel est l'avantage du canotage ?

Le canotage, constitue un exercice de gymnastique respiratoire, grâce aux mouvements qu'on imprime aux bras et au thorax pour ramer.

Dans quelles conditions la bicyclette est-elle utile aux jeunes filles ?

Pour être sans inconvénients, la bicyclette doit se

borner à constituer un exercice agréable, sans jamais dégénérer en sport.

Cyclisme promenade, — très bon.

Cyclisme sport, — mauvais.

La bicyclette, montée par une jeune fille ou une femme, doit avoir une selle assez large, soutenant bien les ischions [1].

La pédale doit être à une distance ne permettant pas l'extension complète des membres.

Le guidon doit être assez relevé pour que le corps puisse se tenir droit.

L'exercice de la bicyclette doit être fait en terrain plat, sur une bonne route, en bon air et sans dépasser 10 à 15 kilomètres en une séance.

Pourquoi l'équitation est-elle moins à conseiller?

L'équitation est mauvaise, à cause des secousses que chaque mouvement de l'animal imprime à tous les organes abdominaux chez la femme.

Son seul avantage, est d'exposer moins à l'abus que la bicyclette.

Pour être sans inconvénients, il ne faudrait en faire que très modérément : une *promenade au pas* ; dans ces limites d'exercice modéré, la promenade à cheval (et en plein air) excite l'appétit et peut, à ce titre, être utile.

Quels sont les meilleurs moments de la journée pour faire de l'exercice?

A ce point de vue, il faut distinguer les enfants et les jeunes filles absorbés par le travail de l'école, par leurs études, et les enfants libres, en vacances.

---

[1] L'ischion, c'est la partie du squelette pelvien, sur laquelle s'appuie le tronc dans la station assise.

17.

En vacances : c'est la vie à la campagne, dans la montagne ou à la mer. Alors : vie en plein air, alterner repos et jeux ou exercice à volonté, puisque aucun autre travail, sauf celui de la digestion, n'absorbe l'activité du corps. Si, exceptionnellement, on reste en ville : alors, promenades quotidiennes hors la ville, dans des parcs et jardins où les fillettes peuvent jouer.

Année scolaire : réserver tous les jours une à deux heures au séjour en plein air.

Proportionner la fatigue de l'exercice à la fatigue du travail scolaire (ou de l'apprentissage).

Plus la fatigue du travail de la journée est grande, plus l'exercice doit être doux et peu fatigant.

Allier le « plein air » avec le repos et l'exercice bien dosés — relativement au travail de la journée — c'est tout l'art de l'éducation physique.

Quelle que soit l'heure choisie pour la promenade, les jeux en plein air ou la gymnastique, il faut se souvenir qu'il est bon de laisser un intervalle de repos entre l'exercice et les repas.

II. — ÉTAT STATIONNAIRE

Entretenir par l'exercice le bon état de santé, la souplesse des articulations, la force musculaire, n'est-ce pas là le principe de l'utilité de l'exercice à l'âge adulte ?

C'est exact. Toutefois, chez la femme parvenue à *l'état stationnaire* — la croissance étant terminée entre vingt et vingt-cinq ans — l'exercice doit surtout contribuer à maintenir le bon état de la santé ; les considérations de souplesse et de vigueur musculaire doivent céder le pas à celle de l'état de santé générale.

N'en résulte-t-il pas que « conformer l'exercice aux particularités de la santé générale » est un point capital à la période stationnaire ?

C'est cela en effet. A l'âge adulte, il faut, en premier lieu, se conformer au tempérament, avant de décider l'utilité de l'exercice et sa quantité, car sa pratique peut être incompatible avec certains tempéraments, tandis qu'elle sera salutaire pour d'autres. A cet égard, le précepte : « A chacun son hygiène » devient d'autant plus impérieux qu'on avance en âge, c'est-à-dire que le tempérament se dessine et se complique davantage.

Quelle indication la notion du tempérament peut-elle fournir sur l'opportunité de l'exercice ?

Cette indication générale que le tempérament lymphatique se trouve mieux de l'exercice que l'arthritique.

Pourtant, le tempérament offrant des nuances nombreuses, le guide le plus sûr, c'est l'observation individuelle des effets que produisent les essais de l'exercice, dans chaque cas particulier.

Sans qu'on puisse dire pourquoi, telle femme se trouve bien de beaucoup d'exercice, telle autre se trouve mieux avec peu.

L'exercice, pour être salutaire, ne doit drainer que le trop-plein du fluide nerveux.

Prendre de l'exercice et *ne pas se fatiguer par l'exercice* sont deux points importants à concilier chez la femme adulte.

Pourquoi cette crainte de la fatigue, puisque l'exercice est vivifiant et fortifiant?

Il l'est précisément tant qu'il n'amène pas de fatigue. Il est donc essentiel de se rendre compte, avec quelle rapidité, tel exercice ou tel autre peut amener la fatigue chez une personne donnée.

Cette rapidité varie avec le tempérament, l'état de santé et les occupations, c'est-à-dire avec l'état nerveux de l'individu, influencé par ces trois causes.

L'entraînement progressif, n'est-il pas un moyen pour éviter l'excès de fatigue, lorsqu'on n'est pas fixé sur la « dose » de l'exercice qui peut convenir à une personne?

Certes, l'entraînement permet de faire le maximum d'exercice, avec le minimum de fatigue, mais toutes les personnes ne sont pas capables d'être « entraînées ».

Il faut un système nerveux vigoureux, des fonctions organiques en bon état, pour éliminer les déchets de la nutrition, qui s'accumulent dans les muscles qui travaillent et dont la présence engendre la sensation de courbature, qui suit un exercice musculaire exagéré.

En résumé, dans l'exercice physique chez la femme adulte, il ne faut jamais dépasser la dose amenant la sensation de *petite* fatigue, car si la petite fatigue tonifie, la grande constitue un surmenage nuisible.

Quels sont les exercices convenant aux femmes pendant la période stationnaire?

Ce sont :

La marche, la voiture, l'automobile, la bicyclette, le cheval, le canotage, le lawn-tennis.

Quant au choix à faire parmi eux, il dépendra de la situation matérielle de la femme, des conditions d'habitation :

1° Pour la citadine riche, inactive, menant une vie sédentaire, l'exercice de la marche et de la voiture se trouve heureusement complété par la bicyclette, l'auto et, à l'occasion, le jeu du lawn-tennis, parfois le cheval.

2° Pour la citadine active, habitant des appartements peu vastes et peu aérés, la bicyclette est un prétexte excellent pour faire de l'exercice au grand air.

3° Pour la personne habitant la campagne, rien de plus facile que la promenade à pied, l'exercice en faisant du jardinage. Selon ses moyens et son état de santé, elle fera du sport : bicyclette, automobile, cheval quelquefois.

Parmi les exercices que vous venez de mentionner, lequel doit être le plus habituellement conseillé ?

C'est la marche ou promenade à pied, qui offre le plus de possibilités d'exercice actif pour la femme adulte. Selon la distance à parcourir, et selon le terrain où a lieu la promenade, celle-ci constituera un exercice plus ou moins intense.

Mais de même qu'il y a des femmes qui ne peuvent bien se porter qu'à condition de faire leur promenade à pied quotidienne, il y en a d'autres qui, assez actives et en mouvement chez elles, à la maison, n'en ont nul besoin. Pour celles-ci, ainsi que pour les neurasténiques, la promenade en voiture peut constituer un exercice suffisant.

A quel point de vue la promenade en voiture peut-elle être considérée comme exercice ?

Par les secousses, la trépidation, les mouvements du tronc dans tous les sens, plus ou moins perceptibles, qu'elle détermine.

C'est un exercice dit « passif », mais réel ; la preuve en est dans la fatigue qui survient après un long parcours en voiture.

Mieux une voiture est suspendue, moins cet exercice est fatigant ; il y a sous ce rapport toute une gamme, depuis la voiture à ressorts et à roues caoutchoutées, — la voiture sans ressorts, — la voiture des chemins de fer, — jusqu'à la voiture automobile avec sa trépidation.

L'augmentation des forces qu'éprouvent certaines personnes à la suite des voyages en chemin de fer est due à l'exagération des phénomènes vitaux sous l'influence du grand air et de la trépidation des wagons.

La promenade en voiture découverte, avec ressorts et roues caoutchoutées, est l'exercice le plus doux, le plus calme et le plus salutaire aux femmes fatiguées.

Les effets de la promenade en automobile sont-ils très différents de ceux d'une voiture simple ?

La différence dépend de la construction de l'automobile et de la vitesse adoptée.

Plus il y a de trépidation, plus c'est un exercice intense et fatigant.

Plus la vitesse est grande, plus l'automobile excite et énerve par l'attention soutenue qu'il éveille et par le choc d'air qu'il fait ressentir.

Dans quelles limites l'exercice de l'automobile reste-t-il salutaire ?

Une promenade en voiture automobile bien suspendue, avec peu de trépidations, est bonne.

Rien de plus nuisible au contraire, que les motocycles ou les petites voiturettes à secousses, à heurts continus.

User de l'automobile comme distraction et en promenade, — mais ne jamais en faire du « sport » avec des records de vitesse.

C'est faire dégénérer une distraction en passion.

Quant à la bicyclette, n'offre-t-elle pas d'inconvénients pour les femmes mariées ?

Sauf défense spéciale du médecin, la bicyclette est un exercice convenant aux femmes, comme aux jeunes filles.

Faite à dose modérée, c'est un exercice doux, qu'on suspendra seulement pendant les indispositions mensuelles.

Le vêtement de la femme allant à bicyclette a une certaine importance : il doit être débarrassé de toute pièce qui puisse comprimer le ventre et le thorax, pour ne point entraver le fonctionnement plus actif du cœur et des poumons. D'autre part, la femme doit être vêtue de façon à éviter tout refroidissement.

L'équitation est-elle à conseiller comme exercice ?

Comme pour les jeunes filles, l'équitation pour les femmes, n'est bonne que faite modérément, sans imprudence, en dehors des périodes mensuelles. Toutefois, les femmes ne doivent aller à cheval que si un médecin compétent, ayant constaté le bon état de tous leurs organes, leur en a donné la permission.

Enfin, le canotage et le lawn-tennis ?
Ils sont, pour les femmes, d'excellents exercices, quand ils sont possibles, et à la condition d'être faits avec modération.

Quelles sont les meilleures heures pour l'exercice : la marche, la promenade en voiture, à cheval ?
Cela dépend beaucoup des occupations des femmes.

En principe, les heures du matin, après le petit déjeuner, en laissant l'intervalle de repos d'une demi-heure au moins avant le repas du midi, sont les plus propices à l'exercice.

Dans l'après-midi, l'intervalle compris à partir d'une heure après le repas du midi, jusqu'à une heure avant celui du soir, peut également être choisi comme heures d'exercices.

Certaines personnes se trouvent bien de faire une petite promenade le matin à jeun, avant le petit déjeuner. Agréable en été, à la campagne, cette promenade matinale ne convient toutefois pas à tout le monde.

Une promenade après le repas fait digérer certaines personnes — c'est à essayer avant de l'adopter comme règle d'hygiène individuelle.

Dans quels cas faut-il activer, dans quels autres, modérer l'exercice chez les femmes ?
Il a été dit plus haut que la dose utile de l'exer-

cice chez les femmes dépendait surtout du tempérament, de l'état de santé.

Les occupations jouent un grand rôle.

Si une femme, très active dans sa maison, allant et venant, peut, lorsque les conditions d'aération sont bonnes, ne pas sortir du tout et ne point faire d'exercice méthodique, à heures régulières, — il n'en est pas de même pour les femmes menant une vie sédentaire. Celles-ci, sauf rare exception, ont besoin d'un exercice méthodique quotidien, pour bien se porter.

Sous l'influence de la vie sédentaire, du manque d'air, toutes les fonctions languissent; la constipation, si fréquente chez les femmes, est due en grande partie à leurs habitudes sédentaires.

Les femmes menant une vie mondaine active font en général un peu d'exercice en sortant beaucoup, à pied ou en voiture.

On ne peut leur imposer un exercice méthodique qu'à condition de consacrer à la promenade quotidienne les heures destinées à d'autres occupations; sinon, en cumulant, on les amènerait à la fatigue et au surmenage — au lieu de fortifier leur santé.

Puisque vous parliez de la constipation, quels sont les exercices qui peuvent servir à la combattre ?

Ce sont :

1° La marche.

2° Voiture avec trépidation.

3° Massage des intestins.

4° Gymnastique consistant en mouvements du tronc et des membres inférieurs.

Cette sorte de gymnastique peut être faite le matin au lit; il faut :

1° Une dizaine de fois de suite, étant couchée, soulever les pieds aussi haut que possible, sans plier les genoux ;

2° Une autre dizaine de fois, les jambes étant étendues, se redresser sur le séant, sans s'aider des mains.

Ces mouvements alternatifs exercent les muscles antérieurs du tronc, les fortifient, en même temps qu'ils semblent masser les intestins.

III. — PÉRIODE DE VIEILLESSE

Pourquoi l'exercice n'est-il plus aussi nécessaire pendant la vieillesse ?

Le vieillard est l'homme dont le budget nerveux est plus restreint, dont le cœur faiblit et qui répare moins vite la fatigue.

Aussi, plus on vieillit, plus l'exercice amène-t-il rapidement la fatigue ; — or, celle-ci est une imprudence dans la vieillesse. Réparant difficilement les forces dépensées, on arrive au surmenage et à la maladie.

Dans la vieillesse, l'exercice doit se borner aux mouvements et aux déplacements facilitant la circulation du sang, et empêchant les articulations de s'ankyloser.

Moins encore que l'homme, la femme qui vieillit doit-elle se livrer à un exercice fatigant.

— Faire un exercice doux.

— En diminuer progressivement la dose.

— Ne jamais aboutir à la fatigue.

Voilà les règles de l'exercice dans la vieillesse.

Alors, pour la femme, dans la période de vieil-

lesse, c'est de moins en moins d'exercice qu'il convient de conseiller ?

Une charrue qui vient constamment au contact de la terre devient nette, luisante et brillante ; celle dont on ne se sert pas, se rouille.

Toutefois, lorsqu'elle a beaucoup servi, qu'à force d'être usée — elle est devenue fragile, — elle ne peut plus fournir alors de travail, qu'à condition d'être traitée avec beaucoup de ménagement.

Il en est de même pour la femme vieillissante.

Continuer l'exercice dont on a eu l'habitude, s'il fait du bien, mais — en se ménageant beaucoup.

Savoir se ménager — c'est savoir vieillir.

Le repos dans la vieillesse a l'importance de l'exercice dans le jeune âge.

Si Platon devint très vieux, dit Sénèque, c'est grâce à la sobriété et à la modération en toutes choses.

Donc :

— 1° Exercice avec ménagement ;

— 2° Plein air ;

— 3° Repos ;

sont la ligne de conduite à adopter par la femme vieillissante.

Quels sont les exercices qui conviennent surtout à la femme, à cette dernière période de l'âge ?

Ce sont : la marche modérée, adaptée aux forces de la personne, et la promenade en voiture.

Celle-ci paraît suffire à un grand nombre de femmes — elle offre la facilité de jouir du grand air sans fatigue.

Il est enfin des femmes âgées, qui se portent bien sans se livrer à aucun exercice — le *repos* physique étant la condition de leur existence en bonne santé, à cet âge avancé.

Puisque vous parlez du « repos physique » voudriez-vous me dire, avant de clore ce chapitre, quelle est son importance en général, par rapport à l'exercice ?

De même que l'*exercice physique* est nécessaire pour activer les combustions organiques, accélérer la circulation, la nutrition des tissus — de même le *repos après l'exercice* est indispensable pour donner le temps aux déchets de la nutrition, qui viennent de s'accumuler dans les tissus et surtout dans les muscles, d'être éliminés — par les urines, les sueurs, etc.

C'est la présence de ces déchets, qui fait naître la sensation de fatigue musculaire ; — celle-ci disparaît lorsque tous ces déchets se trouvent éliminés.

Une femme reposée est une femme à muscles nettoyés.

CHAPITRE XII

HYGIÈNE DES ORGANES DES SENS

SOMMAIRE

HYGIÈNE DES ORGANES DES SENS

CHAPITRE XII

HYGIÈNE DES ORGANES DES SENS

En quoi consiste l'hygiène des organes des sens ?

1° A éviter tout ce qui peut nuire au bon fonctionnement de ces organes.

2° A faire ce qui est nécessaire pour les maintenir en bon état.

3° A entretenir, par l'hygiène, la santé générale — qui influe énormément sur le fonctionnement des organes des sens ; le parfait état de l'ouïe, de l'odorat et même de la vision, par exemple, est intimement lié à l'état de l'organisme entier.

C'est donc de ces trois points de vue que vous allez nous parler, à propos de chaque sens ?

J'insisterai surtout sur les deux premiers points, le troisième, — la santé générale, — étant l'objectif constant du livre actuel.

A propos de chaque organe des sens, je mentionnerai par contre, l'hygiène de toute la région du corps, dont il fait partie, si celle-ci demande des soins particuliers.

C'est ainsi, qu'à propos de la peau — organe du tact — je parlerai du cuir chevelu, qu'à propos de la langue — organe du goût — je parlerai des soins de la bouche.

Quelle sera alors la division de ce chapitre?
Elle comprendra trois parties :
1° Hygiène de la peau ;
2° Hygiène de la bouche ;
3° Hygiène de la triade faciale :
Yeux, oreilles, nez.

I. — HYGIÈNE DE LA PEAU

Sur quoi repose l'hygiène de la peau ?
1° La *propreté* est le point capital de l'hygiène de
la peau.
2° Le *mode de vêtement* vient ensuite, enfin :
3° *Certains soins de la peau* des régions du corps
exposées à l'air, aux intempéries, aux poussières :
visage, mains, chevelure.

*Vous nous avez déjà parlé de la propreté à pro-
pos de l'hydrothérapie : savonnages, lavages et
frictions seraient les trois moyens pour désobs-
truer les pores de la peau et lui permettre de
remplir ses multiples fonctions.*
*Mais comment la propreté influe-t-elle sur la
fonction tactile, sens dont la peau est l'organe?*

La fonction tactile, ou le toucher, consiste à discer-
ner la sensation du contact, sensation répartie sur
toute la surface du corps. Mais tandis qu'elle est plus
ou moins obtuse partout, elle est très développée aux
mains; c'est avec elles qu'on apprécie la présence,
la forme, la consistance, le poids des objets.

La finesse du toucher se mesure d'après la capacité à percevoir le contact de deux pointes isolés,
comme constituant réellement *deux* points distincts.
Plus la distance à laquelle *deux* contacts ne four-

nissent plus que la sensation d'un *seul*, est petite, plus le toucher est fin ; plus cette distance de confusion de deux points en un seul reste grande, plus le toucher est obtus.

La plus grande finesse du toucher siège à la face palmaire des extrémités des doigts — aussi, est-ce avec eux qu'on accomplit les plus fins travaux.

Les travaux grossiers, les contacts constants de l'eau à des températures diverses, de la terre, des poudres et poussières, d'objets rugueux, les passages au froid et à la chaleur, les pressions qui épaississent la peau, rendent le toucher moins fin, tandis que l'habitude de fins travaux l'aiguise.

— La propreté affine le toucher.

— La malpropreté le rend obtus.

Quelle est l'importance du vêtement au point de vue de l'hygiène de la peau ?

1° Le vêtement ne doit pas empêcher la peau de respirer.

2° Il ne doit pas empêcher l'évaporation insensible de la sueur.

3° Enfin le nettoyage et le changement fréquent du vêtement de dessous, sont les corollaires indispensables de la propreté de la peau.

Au chapitre « vêtement » les détails concernant ces trois points ont été largement traités — aussi nous ne les approfondissons pas ici.

Quels sont les soins que comporte la peau du visage pour conserver un bon teint ?

Etant plus exposée que celle du corps à toutes sortes de cause d'irritation, telles que : froid, chaleur solaire, poussières, vent, humidité de l'air, — la peau du visage demande en effet des soins plus minutieux, de temps à autre.

Les fillettes et les jeunes filles n'ont, en général, pas besoin d'autres soins, que l'usage régulier de l'eau et du savon.

Un savon fin et doux est le meilleur cosmétique.

Quelle eau faut-il prendre pour laver la figure : l'eau froide ou tiède ?

L'eau froide est meilleure parce qu'elle tonifie et rafraîchit la peau — comme elle rafraîchit les plantes qu'on arrose.

L'eau tiède amollit, amène des rides ; en hiver son usage prédispose aux gerçures et aux dartres.

Quant aux femmes, comment doivent-elles soigner leur teint ?

Il faut distinguer deux sortes de teint : à peau sèche et à peau grasse.

En règle générale, il est très utile de nettoyer la peau du visage le soir avant le coucher, afin de la débarrasser de toutes impuretés et poussières, qui ont pu la souiller pendant la journée. A cet effet, on essuie la peau à sec, à l'aide d'un tampon d'ouate ou d'un linge, en la frictionnant *circulairement* (pour ne pas l'allonger dans le sens des rides), jusqu'à ce qu'elle soit absolument propre.

Ensuite, on fait une seconde friction : soit avec un tampon imbibé d'eau légèrement boratée [1] et glycérinée — s'il s'agit des personnes à peau grasse ; soit avec un tampon enduit de lanoline [2] pure —

[1] Eau additionnée de borax en poudre — une cuillerée à café par 1/2 litre d'eau.

[2] Corps gras extrait du *suint* de la laine du mouton.

s'il s'agit d'un teint, à peau trop sèche (dans ces cas, on supplée par la lanoline au défaut de sécrétion de la matière sébacée).

Après le nettoyage du soir, ainsi qu'après l'ablution du matin, certaines personnes se trouvent bien de l'application d'une légère couche de *poudre de riz pure* [1] ou d'amidon, qui les protège contre l'action directe des poussières de l'atmosphère.

L'addition d'un peu de jus de citron dans l'eau de lavage est également bonne pour raffermir la peau.

La lanoline peut être remplacée par le cold-cream, ou une autre crème simple de composition garantie. Une condition essentielle de ces crèmes, ainsi que de la lanoline, est d'être *fraîche* et non rancie.

Y a-t-il d'autres conditions de « bon teint », outre les soins de la peau que vous venez de nous décrire ?

— Éviter les mauvaises digestions et la constipation.

— Éviter la constriction de la taille et du cou par les robes et le corset.

— Éviter les veilles prolongées.

Enfin — s'abstenir de toutes sortes de fards, de poudres composées, qui n'améliorent pas le teint, — mais — le masquent simplement. Une peau habituellement couverte de fards ou de poudres perd ses qualités « naturelles », étant abîmée par les substances toxiques renfermées dans les cosmétiques.

Une peau maquillée est ainsi condamnée au « mensonge perpétuel. »

[1] L'addition de la poudre d'iris la rend irritante; par l'addition de la céruse qui est un sel de plomb, elle devient toxique.

En quoi consiste l'hygiène des mains? La propreté n'est-elle pas tout?

La propreté des mains et des ongles est chose capitale pour la santé.

Les mains, qui touchent à tout, sont souillées par les particules des objets qu'elles viennent de manier, par les poussières et les microbes, qui pullulent autour de nous.

Si on ne les lave pas avant les repas et qu'on porte les mains à la bouche avec les aliments — on introduit, dans le corps, les impuretés et les microbes attachés aux mains.

C'est ainsi que s'intoxiquent, par le phosphore, le mercure et le plomb, les ouvrières qui ont à manier ces corps et qui ne prennent pas la peine de laver leurs mains avant les repas.

C'est ainsi que les enfants prennent les maladies contagieuses et surtout l'angine diphtérique et le croup.

Chez les deux tiers des enfants dont on a examiné au microscope les impuretés contenues dans les sillons des ongles, on a constaté la présence des microbes de la diphtérie.

Les ongles en deuil sont des nids à microbes.

Griffer quelqu'un avec des ongles malpropres, c'est l'exposer à une inoculation septique [1].

Habituer les fillettes dès le plus jeune âge à une propreté rigoureuse des mains et des ongles, c'est diminuer chez elles les chances de maladies.

Mais outre la propreté, quels sont les autres moyens pour entretenir les mains en bon état?

[1] Les clous ou furoncles se transmettent la plupart du temps par le contact de doigts contaminés.

Bien sécher les mains après chaque lavage, en hiver surtout.

Avoir recours selon nécessité : au savon, à la glycérine [1], au jus de citron.

Frictionner avec un alcool aromatique et poudrer (poudre de talc, de riz, de tanin) les mains habituellement moites ou prédisposées aux engelures,

Faire la toilette des ongles en les coupant en rond, en nettoyant leurs sillons, en détachant et repoussant la pellicule à la base de chaque ongle.

Y a-t-il des inconvénients à porter des bagues aux doigts ?

Les bagues sont plutôt une question de luxe, de mode et de goût personnel.

Ne pas porter des bagues trop étroites, pouvant gêner la circulation du sang dans le doigt — est tout ce qu'il y a à dire à ce sujet.

Quant à l'hygiène des cheveux en quoi consiste-t-elle ?

Elle consiste :

1° A entretenir la propreté du cuir chevelu et des cheveux.

2° En soins habituels quotidiens à leur donner.

3° A éviter les mille habitudes fâcheuses, qui abîment la chevelure.

Est-ce par des lavages, ou par ce qu'on appelle

[1] Le meilleur usage de la glycérine, c'est d'en enduire les mains aussitôt après les avoir passées à l'eau ; la glycérine se mélangeant à celle-ci pénètre mieux dans la peau, n'est pas gluante ; on frictionne un peu les deux mains et on les essuie après, avec un linge bien sec.

18.

« le shampoing » qu'on entretient le mieux la propreté des cheveux ?

Le meilleur moyen de tenir propre le cuir chevelu et les cheveux, est l'usage de l'eau et d'un savon doux, mousseux, très fin.

Le lavage des cheveux doit être fait tous les quinze jours ou trois semaines.

L'eau dont on se servira sera tiède ou légèrement chaude, additionnée d'une pincée de carbonate de soude et d'*une* à *deux* cuillerées à café de borate de soude par litre d'eau.

Au lieu de l'eau chaude simple on peut encore se servir d'une décoction d'écorce de bois de Panama ou d'une eau additionnée d'une cuillerée à dessert de coaltar saponiné par litre d'eau.

Après deux savonnages et rinçages soignés, on lotionnera, pendant quelques minutes, la tête et les cheveux avec un jaune d'œuf délayé dans un peu d'eau tiède.

Pour les sécher, on appliquera des linges secs, légèrement chauffées, sans frotter dans des directions différentes, afin d'éviter d'arracher les cheveux et de les embrouiller.

Si les cheveux, complètement secs, sont difficiles à peigner, on peut enduire le démêloir d'une goutte d'huile d'amandes douces.

Vous ne dites rien du shampoing ?
Le shampoing abîme la chevelure.

Etant à base d'alcool, il dégraisse trop complètement les cheveux — or, la légère couche de graisse dont ils sont enduits et qui leur donne un aspect luisant, lisse, brillant [1], est nécessaire à leur conservation.

---

[1] Tels sont les cheveux sains; les cheveux malades sont,

Cette matière grasse, sécrétée par les glandes sébacées du cuir chevelu, en lubréfiant la surface de ce dernier, en entretient l'élasticité et le protège contre le contact *immédiat* des poussières, des parasites et des microbes ; en recouvrant comme d'une sorte de vernis luisant chaque cheveu, à partir de sa racine, elle le protège également et concourt à sa conservation. Les cheveux qui en sont dépourvus sont secs, cassants, soumis à l'influence hygroscopique de l'air : — ils subissent en somme des modifications qui amoindrissent leur vitalité et favorisent leur chute.

Donc — pas d'alcool pour nettoyages des cheveux, — ni de frictions quotidiennes à base d'alcool à dose massive.

Mais le savonnage que vous préconisez, ne dégraisse-t-il pas également les cheveux ?

Pas autant : la lotion au jeune d'œuf a d'ailleurs pour but de restituer une partie de la substance grasse enlevée ; l'huile d'amandes douces, bien fraîche, peut être utilisée dans le même but, pour les cheveux habituellement trop secs.

Pourtant après le lavage de la tête, ne perd-on pas habituellement une quantité de cheveux ?

Cela arrive lorsqu'on les tiraille trop, en les peignant après le lavage. En revanche, les cheveux tombent moins pendant les dix ou quinze jours qui suivent le nettoyage de la tête. Ensuite ils recommencent à tomber dès que le cuir chevelu cesse d'être propre.

Il est des personnes, qui à la quantité de cheveux

par contre, secs, ternes, cassants, souvent fendillés à leur extrémité libre.

qu'elles perdent en se peignant, reconnaissent le moment où il faut nettoyer la tête ; par un lavage, elles arrêtent aussitôt leur chute.

Quels sont les soins quotidiens à donner aux cheveux ?

Peigner les cheveux matin et soir au peigne et à la brosse, le faire lentement, sans brusquerie, patiemment en les tenant près de leur base d'implantation ou racine, afin d'éviter de les tirailler et de les arracher.

Les cheveux ne sont en effet fixés dans l'épaisseur de la peau, que sur une hauteur de quelques millimètres — et l'adhérence de leur racine n'est pas assez forte pour résister aux tractions trop violentes portant surtout sur chacun d'eux isolément.

Avant la toilette du matin et du soir il faut laisser la chevelure, déliée et tombante sur les épaules, pendant quelque temps : une demi-heure au moins.

Pour la nuit il faut faire des nattes, en évitant de les lier d'une façon serrée.

Les bonnets de nuit sont mauvais, ils empêchent l'accès de l'air jusqu'au cuir chevelu ; si l'on tient à éviter que les cheveux ne soient tiraillés et entremêlés, on peut se servir de bonnets à jour, sous forme de filets.

Faut-il nettoyer souvent les peignes et les brosses dont on se sert ?
Tous les huit jours au moins.

Comment les nettoie-t-on ?
Il suffit de les laisser, l'un et l'autre, tremper quelques heures dans une eau fortement carbonatée

ou alcalinisée (en ajoutant une cuillerée à dessert d'ammoniaque dans un litre d'eau bouillie). Ensuite on a qu'à les brosser, savonner et rincer à l'eau claire, et à les sécher.

Comment faut-il faire porter les cheveux aux fillettes ?

Cheveux courts jusqu'à sept ou huit ans.

Cheveux ne dépassant pas la nuque jusqu'à douze ans.

Aux fillettes qui vont à l'école, et aux toutes jeunes filles, on doit faire porter les cheveux en nattes, tombant dans le dos ; pas de filets, ni de bonnets.

Quels sont les soins que réclament la chevelure des fillettes ?

Pour relever les cheveux des fillettes, il ne faut employer que des peignes à dents écartées et mousses, ne pouvant pas blesser le cuir chevelu. Les peignes doivent également être faciles à nettoyer et à stériliser.

On doit laver la tête des enfants au moins une fois par semaine.

Friser le moins souvent possible leur chevelure ; laisser les fillettes tête nue en plein air : cette pratique fortifie le cuir chevelu.

Une bonne habitude est de raccourcir les cheveux tous les mois, en brûlant ou en coupant leurs extrémités.

Aux fillettes qui vont en classe, il faut défendre d'échanger les coiffures, les chapeaux entre elles ; à celles qui sont en pension, on défendra l'échange des oreillers dans les dortoirs.

La propreté des oreillers est également importante : on changera les taies d'orcillers tous les huit à quinze jours au moins [1].

Quel est le meilleur mode de coiffure pour les femmes ?

Il n'y a pas de coiffure spéciale à préconiser.

La femme, d'habitude, s'inspire de la mode régnante.

Quelle que soit la coiffure, ce qui importe, c'est la façon dont on traite les cheveux pour les fixer de la manière voulue.

Les cheveux se fatiguent, leur vitalité et leur nutrition se trouvent compromises :

1° Lorsqu'ils sont trop tendus.

2° Lorsqu'on leur fait subir des coudures, des torsions à angles brusques.

3° Lorsqu'on serre la base du chignon.

4° Lorsqu'on emploie des liens trop serrés, trop coupants.

5° Lorsqu'on brûle les cheveux, par les fers à friser.

6° Lorsqu'on fait un usage excessif des peignes et des épingles métalliques.

7° Lorsqu'on se sert de faux cheveux, de teintures.

Les faux cheveux abîment les vrais.

N'est-il pas utile de varier de temps en temps la coiffure ?

Varier la coiffure est bon, mais à condition de ne

[1] Outre l'inconvénient de pouvoir se communiquer éventuellement les parasites *visibles* du cuir chevelu — les fillettes risquent de se contaminer, en cas d'existence de maladies des cheveux, dues aux parasites microscopiques — la teigne, par exemple.

pas modifier trop brusquement la direction habituellement imposée aux cheveux.

Les personnes qui se coiffent en bandeaux font bien de déplacer de temps en temps la raie de séparation.

Quelles sont les habitudes fâcheuses qui abîment la chevelure ?

Elles ont été indiquées en partie. à propos de la coiffure des femmes ; voilà leur résumé :

1° Application des teintures [1].

2° Les frictions excessives à l'alcool, à l'éther de pétrole [2] ou avec d'autres substances irritantes.

3° L'absence ou la trop grande fréquence des nettoyages, la poussière.

4° Le manque d'aération (tète toujours couverte, usage de fichus, de bonnets).

5° Tiraillement des cheveux, mauvaise direction imprimée aux cheveux par les coiffures.

6° Les peigner avec des peignes trop fins, des brosses trop dures.

7° Usage de faux cheveux.

8° Usage excessif de peignes trop nombreux, d'épingles métalliques.

9° Usage de l'eau oxygénée, du henné, qui désorganisent les cheveux.

10° Quelques légères affections des cheveux, mal soignées, telles que :

Extrême sécheresse ; sécrétion graisseuse trop abondante ; transpiration de la tète ; présence des pellicules.

---

[1] Certaines teintures sont toxiques; elles irritent et font tomber les cheveux, mais de plus, elles font apparaître des éruptions à la peau du visage.

[2] Devrait être *proscrit,* à cause du danger d'inflammabilité.

11° Liens étroits et serrés, chapeaux trop lourds.

12° Frisures, crêpage, ondulations, bandolines, bâtons cosmétiques.

Plus ces abus ont lieu chez la fillette jeune, plus l'avenir d'une belle chevelure se trouve compromis.

Les soins et précautions que vous indiquez, pris dès l'enfance chez la fillette, et continués par la jeune fille et par la femme, peuvent-ils faire espérer le développement et le maintien d'une belle chevelure ?

Ils y contribueront certainement en grande partie, — toutefois, en ce qui concerne la beauté de la chevelure elle dépend :

1° Du tempérament ;

2° De l'état de santé, — et en troisième lieu seulement :

3° Des soins mêmes, qu'on lui prodigue.

II. — HYGIÈNE DE LA BOUCHE ET DES DENTS

L'hygiène de la bouche ne consiste-t-elle pas surtout en soins quotidiens des dents ?

Les soins quotidiens des dents et de la bouche se confondent en réalité, car les arcades dentaires, fermant en avant et sur les côtés la cavité buccale, — lorsqu'on cherche à entretenir le bon état des dents, on fait simultanément de l'hygiène de la bouche.

Ces soins consistent à :

1° Brosser les dents ; 2° rincer la bouche ; 3° surveiller : 1) l'établissement de la seconde dentition chez les fillettes ; 2) l'état des dents chez les jeunes filles et chez les femmes.

La langue, qui est l'organe du goût, ne nécessite-t-elle pas des soins spéciaux ?

Non, sauf les cas de personnes qui, digérant mal habituellement, ont la langue chargée le matin au réveil. Dans ces cas, il est bon, dans l'intérêt de la santé, de brosser la langue pour enlever cet enduit, formé de déchets épithéliaux et de fermentations microbiennes, développées pendant la nuit.

Pourquoi « brosser les dents » constitue-t-il le premier moyen de nettoyage de la cavité buccale ?

Parce que c'est à l'aide des frictions avec la brosse, qu'on mobilise et qu'on enlève le plus aisément :

1° Les débris alimentaires arrêtés autour et dans les interstices des dents ; 2° les débris épithéliaux et les mucosités ; 3° les produits de fermentations buccales.

Un gros point quand on se brosse les dents, est de *pénétrer dans les interstices ;* à cet effet, les brosses dentées, à échelons, inégales, sont préférables.

De même est-il important de *brosser les dents par devant et par derrière,* sinon le nettoyage reste incomplet : blanches par devant, elles se trouveront attaquées par le tartre [1] et la carie, en arrière.

Enfin, il est nécessaire de les brosser aussi *verticalement,* pour pouvoir pénétrer dans les interstices ; en brossant horizontalement on arrive seulement sur les parties saillantes.

---

[1] On désigne, sous ce nom, des sels calcaires, qui se précipitent et qui incrustent les dents, surtout à la partie postérieure des incisives inférieures.

Combien de fois par jour faut-il brosser les dents ?

Deux fois : le matin et le soir.

Le matin au réveil, afin d'enlever les produits de fermentations de la nuit.

Le soir, afin d'enlever tous les débris alimentaires, les déchets épithéliaux et les mucosités, qui auraient toute la nuit pour fermenter.

Quelles sont les meilleures brosses à dents, les dures ou les molles ?

A ce point de vue il en existe plusieurs variétés : en crin, en caoutchouc, en blaireau, en éponge.

Les brosses en crin sont à préférer ; l'action des autres est insuffisante. Selon la rigidité du crin, on en distingue plusieurs numéros.

La brosse doit être assez dure, pour produire un effet mécanique énergique ; pas assez pour blesser ou irriter les gencives.

Le n° 2 convient pour les adultes, les n°ˢ 3 et 4 pour les enfants, tandis que les numéros plus élevés sont préférables pour les personnes dont les gencives sont enflammées et facilement saignantes, ou pour les enfants en bas âge ; toutefois, dans ces cas, on peut, au lieu de la brosse, se servir du doigt enduit de poudre, ou d'ouate et de poudre par-dessus, avec lequel on frottera les dents.

A partir de quel âge doit-on commencer l'usage de la brosse à dents chez les enfants?

En principe, il faudrait le commencer dès que l'alimentation des enfants devient solide, et laisse des résidus dans les interstices dentaires ; — ce serait le meilleur moyen de prévenir *la carie des dents de lait.*

En pratique, cependant, le plus qu'on peut faire chez l'enfant, est de nettoyer mécaniquement les dents et le rebord gingival avec le doigt entouré de coton ou d'un linge très fin et trempé dans une solution *boriquée* additionnée d'un peu de *saccharine* [1].

Quel est l'inconvénient des brosses trop dures ?

Outre qu'elles peuvent blesser les gencives et donner lieu à de petites inoculations microbiennes, elle déchaussent les dents.

L'usage des cure-dents est-il mauvais ?

Il doit être réservé à l'enlèvement des grosses parcelles alimentaires, arrêtées dans les interstices dentaires assez larges, et dans les cas seulement où l'action de la brosse est insuffisante.

L'usage des aiguilles, des épingles, en guise de cure-dents, est nuisible, l'émail étant attaqué par les sels ferreux qui se forme au contact de ces corps en fer ou en acier. Tout le monde connaît ce fait de la dentition mauvaise dans les contrées desservies par une eau de source ferrugineuse.

Comment doit-on se servir des brosses à dents ? Suffit-il de les humecter avec un liquide — eau simple ou antiseptique — ou faut-il se servir de quelque poudre dentifrice ?

Il faut de préférence ne brosser les dents qu'avec une brosse enduite de poudre.

La poudre dentifrice doit être soluble, afin de ne pas laisser de dépôt. Cependant elle doit être lente-

---

[1] La saccharine rend la solution antiseptique et plaît à l'enfant par son goût sucré.

ment soluble afin d'excercer un effet mécanique, au début de son action.

Quelle genre de poudre dentifrice conseillez-vous?
Une poudre alcaline légèrement antiseptique, est la meilleure ; telle est par exemple la *craie préparée et camphrée.*

La poudre de charbon éraille trop l'émail — et laisse souvent un liseré charbonneux à la base des dents.

Les savons dentifrices ne sont-ils pas bons ?
Il faut se méfier des substances dont on ignore la composition, et dont l'action peut ne pas convenir également à toutes les dents.

Quant au savon de toilette ordinaire — peut-il être employé pour nettoyer les dents ?
Il ne convient qu'exceptionnellement, et surtout chez les enfants. En général, le savon alcalinise trop le milieu buccal et prédispose aux fermentations.

Le second moyen de nettoyer les dents est de laver ou de se rincer la bouche —
L'eau simple y suffit-elle ?
Lorsque les dents sont atteintes de carie il est préférable de se servir d'une eau antiseptique, dont on demandera l'indication au dentiste.

Lorsque par contre, la bouche est en bon état, il suffit de se servir de l'eau simple, additionnée d'un alcool aromatique : eau de Cologne ou alcool de menthe, par exemple.

A quelle température faut-il employer l'eau pour les lavages de la bouche ?

L'eau est bonne à n'importe quelle température, tout dépend de l'accoutumance.

Lorsqu'on se sert de l'eau simple, sans addition d'alcool aromatique, l'eau chaude est préférable, elle dissout mieux les mucosités et les particules graisseuses, contenues dans la bouche après les repas.

Enfin l'eau doit-elle être bouillie ?

Elle peut être bouillie, mais ce n'est pas indispensable.

Combien de fois par jour faut-il se rincer la bouche ?

1° Matin et soir ;

2° Après chaque repas ;

3° Dans l'intervalle des repas quand on vient de manger des gâteaux, sucreries, ou quand on vient de boire du lait.

Le lait abîmerait-il les dents ?

Le lait donne lieu à des fermentations acides, qui attaquent l'émail des dents, et ouvrent la porte à la carie dentaire. Aussi chez les personnes soumises au régime lacté, ainsi que chez les jeunes enfants, les lavages de la bouche doivent être faits à l'eau alcaline : eau de Vichy ou eau additionnée de bicarbonate de soude, pour réagir contre l'acidité du milieu buccal.

Un autre inconvénient du régime lacté, c'est le défaut de mastication, qui amène une accumulation, autour des dents, de déchets épithéliaux, de mucosités, de dépôts salivaires — car :

La mastication nettoie les dents.

A quoi faut-il veiller chez la fillette lors de l'éta-blissement de la seconde dentition [1] ?

Il faut veiller :

1° Au bon état des dents de lait, — leur carie pouvant être communiquée aux dents définitives.

2° A la chute, au moment opportun, des dents de lait, qu'il faut faire arracher au besoin, leur présence pouvant gêner l'éruption de la dent permanente ou lui imprimer une direction vicieuse.

3° A la croissance des dents permanentes — pour corriger leur direction, les redresser, faire arracher les surdents s'il y en a — et aux soins de la bouche qu'on enseignera à la fillette, pour empêcher la carie.

S'il y a des dents de lait cariées — faut-il les arracher ou les faire plomber ?

Quand les enfants sont assez dociles, il vaut mieux faire obturer ou plomber les dents de lait cariées.

En les arrachant trop tôt, on efface dans la gencive la place destinée à la dent permanente, qui doit suivre, et qui y trouve une cicatrice très solide, gênant sa sortie.

A quel âge et en quel ordre a lieu l'éruption des dents permanentes ?

La première étant terminée entre deux et trois ans, la seconde dentition — la *permanente* [1] — commence vers l'âge de cinq ans.

A quoi sont dues les lésions des dents qu'on désigne sous le nom de « carie » ?

[1] Consulter, en ce qui concerne la dentition permanente, le livre du D᷊ Auvard, « le Nouveau-né », p. 70. 4ᵉ édition.

Elles sont dues à la destruction des sels calcaires de la dent sous l'influence :

1° D'une modification du milieu buccal — par suite d'une sécrétion salivaire modifiée ou l'existence de fermentations consécutives à l'ingestion de sucreries, d'acides, etc.

2° De la présence de microorganismes divers qui pulullent dans la bouche, et qui désorganisent le tissu dentaire (la salive normale entrave en partie ces fermentations).

Lorsqu'on obture une dent qui commence à se carier — on la met à l'abri des microorganismes destructeurs.

Par les soins quotidiens indiqués plus haut, on réagit contre les modifications nuisibles du milieu buccal.

Les jeunes filles et les femmes peuvent-elles espérer grâce à l'hygiène buccale, conserver leurs dents en bon état ?

Oui, si la santé générale reste bonne et si la nutrition s'effectue dans de bonnes conditions.

Dans certains cas l'apport des sels phosphatés et calcaires vers les dents peut se trouver diminué — par le fait, soit d'une alimentation insuffisante, soit d'une nutrition défectueuse. Alors, le tissu dentaire se ramollit et se laisse attaquer par les microorganismes.

De même que chez les enfants rachitiques l'éruption des dents de lait se trouve retardée — de même un défaut de nutrition du squelette peut anticiper la chute des dents permanentes, chez les personnes adultes.

D'autre fois, par le fait d'une maladie générale, la sécrétion salivaire peut se trouver modifiée :

Trop acide, la salive attaque le tissu dentaire, ouvre la porte à la carie.

Trop alcaline, par suite de la présence en excès des phosphates et carbonates calcaires, elle favorise le dépôt du tartre, qui adhère aux dents et les altère.

En somme, ne faut-il pas veiller à la santé générale autant qu'aux soins de la bouche, si l'on désire avoir une belle dentition et la conserver ?

Parfaitement. La bonne santé générale fournit des dents *saines* ; les soins de la bouche les préservent de la carie.

Quant aux dents *faibles* d'origine — elles peuvent échapper à la carie dans une bouche saine, bien entretenue ; son action destructive y est en tout cas plus lente.

Outre l'influence de la santé générale, existe-t-il d'autres causes nuisibles à la bonne conservation des dents ?

Oui, il y en a, et ce sont en résumé :

1° L'ingestion des aliments épicés, sucrés et acides — des boissons fermentées ;

2° Abus des poudres dentifrices, des frictions avec des brosses, des antiseptiques — en un mot les soins *exagérés*.

3° Le passage brusque du chaud au froid : boissons bouillantes et boissons glacées.

4° L'usage du tabac à fumer — la cigarette.

5° L'habitude de casser dans la bouche, des objets durs tels que noix, amandes, noyaux de fruits, noisettes ; les fillettes sont particulièrement à surveiller à cet égard.

6° L'habitude de couper les fils entre les dents ou de

se servir d'aiguilles et d'épingles, comme cure-dents.

7° L'insuffisance ou l'absence totale des soins de la bouche.

III. — HYGIÈNE DES YEUX, DU NEZ, DES OREILLES

A. — YEUX

Quels sont les soins que comprend l'hygiène des yeux ?

Ce sont des soins de protection et de préservation de l'*organe* de la vision, ainsi que de la *fonction* visuelle, contre tout ce qui peut leur porter atteinte.

Quant aux soins réels, quotidiens des yeux, soins de propreté surtout — ils sont très peu nombreux, très peu compliqués, tout en variant en une certaine mesure avec l'âge et la santé.

Donc :

1° Protection des yeux ;

2° Protection de la vision ;

2° Soins habituels des yeux, —

sont les trois points à envisager ici.

1° Protection des yeux.

Quelles sont les influences contre lesquelles il s'agit de protéger les yeux ?

Ce sont :

1° Les influences mécaniques — chocs, blessures, frottements, irritations;

2° Les influences météorologiques — vents, luminosité, excès de température : chaud ou froid;

3° Les influences des maladies par contagion et des maladies générales.

19.

Comment protéger les yeux contre les influences mécaniques ?

Le globe oculaire, logé profondément dans l'orbite, est, par la saillie de l'arcade sourcilière qui le surmonte, assez bien mis à l'abri des blessures, des coups involontaires. Il faut spécialement viser l'œil pour l'atteindre. Néanmoins les enfants inhabiles de leurs mains, peuvent se blesser en jouant avec des objets coupants, pointus — ou des jouets à projectiles, surtout, s'il leur arrive de tomber en tenant l'objet à la main.

Les mères prudentes ne laisseront donc pas jouer leurs fillettes avec des épingles à tricoter, des ciseaux, des plumes d'acier, ou — pour imiter les garçons, — avec des fusils, des flèches, des arbalètes ou des couteaux.

Quels sont les cas de frottements ou d'irritations nuisibles aux yeux ?

Les frottements d'une partie quelconque de l'œil, en l'irritant, l'enflamment.

Lorsqu'on frotte l'œil avec la main — il devient rouge et douloureux.

Un pince-nez trop rapproché des yeux, en touchant les cils, irrite et fait rougir les bords des paupières,

Chez les personnes dont les cils ont, pour une raison quelconque, poussé dans une mauvaise direction et viennent par leur extrémité irriter la face antérieure de l'œil — les yeux sont rouges, larmoyants, atteints d'une inflammation incessante, — il faut extirper les cils pour guérir les yeux.

Enfin les grains de poussières qui tombent dans l'œil, l'irritent également en frottant entre sa face antérieure et la paupière.

Que faut-il faire quand un grain de poussière tombe entre les paupières ?

Malgré la douleur, très vive parfois, il faut *éviter de frotter ;* il faut laisser couler les larmes, qui entraînent le grain par-dessus le bord des paupières. Souvent il suffit d'écarter les bords palpébraux, en déplaçant l'œil dans différents sens, pour faciliter la sortie de ce petit corps étranger.

D'autres fois, on peut essayer de faire couler de l'eau sur l'œil, en la projetant doucement avec une seringue.

Enfin, si ce grain de poussière est un éclat de métal, de verre, etc., qui peut se fixer et s'incruster sur la face antérieure de l'œil — il ne reste qu'à s'adresser à un oculiste qui l'enlèvera.

A cet égard il faut défendre aux enfants de regarder par les fenêtres des wagons de chemin de chemin de fer, lorsque le train est en marche : en regardant dans la direction même du train, on est exposé à recevoir des grains de charbon et de sable, dans les yeux.

En quelle mesure les conditions météorologiques peuvent-elles nuire aux yeux ?

Le vent — agit par le choc du courant d'air et par les poussières qu'il soulève ; pour s'en préserver, il faut avoir recours aux coiffures à bords inclinés, aux lunettes en coquilles, aux voilettes denses à fils fins mais rapprochés [1]. Pour faire disparaître l'irritation causée par le vent et la poussière, il est bon de laver

---

[1] Il existe des voilettes *doubles* se composant de deux voiles extrêmement fins et denses, fixés l'un à l'autre par des points disséminés. Elles protègent mieux contre le froid et le vent que des voilettes plus épaisses, mais *simples*.

les paupières avec de l'eau chaude plusieurs fois par jour.

Le *froid* et la *chaleur* excessifs sont également irritants pour les yeux — la chaleur surtout, en évaporant les larmes, qui en humectent les parties libres.

La voilette peut protéger contre le froid ; — les verres fumés ou colorés en bleu, ainsi que les verres d'urane, protègent contre la chaleur.

Les mêmes moyens préservent les yeux de l'irritation que peut leur causer la *luminosité* excessive, tels les rayons solaires, réfléchis sur une vaste surface blanche : la neige, le sable ou l'asphalte des rues, par exemple.

Comment se préserve-t-on des maladies pouvant atteindre les yeux ?

Parmi les maladies des yeux un grand nombre sont la suite de contagions.

D'autres sont la répercussion, sur l'appareil visuel, des désordres atteignant la santé générale, et dus soit aux maladies affectant l'organisme entier, soit à l'âge avancé.

Des premières — qui se prennent le plus souvent parce qu'*on a frotté ses paupières avec des doigts malpropres*, ayant touché le pus de quelques plaies, (clou, gourme, bouton, etc.), on se préserve par une propreté extrême des mains et de tout objet destiné à être mis au contact des yeux.

Quant aux autres maladies — on a peu de prise sur elles :

— Soigner la maladie générale, dont la lésion oculaire est la conséquence ;

— Maintenir sa santé bonne jusqu'à un âge avancé,

grâce à une bonne hygiène — est tout ce qu'on peut faire pour les guérir ou les éviter.

2° Protection de la vision.

En quoi faites-vous consister la protection de la vision ?

Dans la suppression de tout ce qui tend à affaiblir, en le faisant travailler outre mesure, l'appareil visuel. C'est, en un mot :
— *supprimer le surmenage de la vision.*

Ce surmenage a lieu : 1° par suite du travail avec un mauvais éclairage ; 2° dans de mauvaises conditions d'accommodation ; 3° par suite de l'insuffisance du repos des yeux.

Puisque le mauvais éclairage, pour travailler est nuisible — voudriez-vous dire quelle est la meilleure lumière sous ce rapport ?

C'est la lumière du jour ; elle est la moins nuisible pour les yeux, à condition d'être bien distribuée.

Être bien éclairée, — sans reflets faisant de faux jours, — être tapissée de teintes demi-claires — telle doit être la pièce destinée à une chambre de travail.

Parmi les lumières artificielles — quelle est celle qui à cet égard se rapproche le plus de la lumière solaire ?

C'est la lumière électrique.

La lumière solaire est blanche, — tandis que l'artificielle est toujours plus ou moins jaune, par suite de la prédominance des rayons jaunes sur les rayons verts, bleus ou violets.

Pour être bonne, la lumière artificielle doit être d'une intensité suffisante, sans aveugler ; elle ne doit pas chauffer et ne pas vasciller.

Sous tous ces rapports la lumière de la lampe à. l'huile est la meilleure ; ensuite viennent en ordre décroissant : le pétrole, le gaz et la lumière électrique [1].

Avec les systèmes d'éclairage perfectionnés, le pétrole et le gaz fournissent une lumière plus blanche qu'autrefois, qui se rapproche de l'électricité.

La lumière électrique fournie par les lampes à arc, convient pour l'éclairage général d'une grande pièce, mais elle est déplorable pour le travail, car elle détruit les milieux de l'œil.

Les lampes à incandescence *fatiguent* les yeux par l'éclairage trop intensif des objets de travail ; l'habitude de cette source de lumière fait qu'on ne voit plus assez clair à une belle lumière jaune.

Dans la chambre où l'on travaille, on doit placer la lumière à une distance telle, qu'elle éclaire sans chauffer la tête. De plus — toute lampe ou suspension doit être munie d'un abat-jour opaque, assez grand et assez abaissé, pour éclairer la table et les objets de travail, sans frapper les yeux de ceux qui s'y trouvent.

[1] La plupart des médecins hygiénistes donnent la préférence à la lumière électrique pour le travail, pourtant nous connaissons nombre de personnes, qui lui préfèrent l'ancienne lampe à l'huile. Le point important, c'est d'avoir une huile à brûler assez pure, comme on l'avait autrefois. La blancheur de la lumière solaire est due à la réunion de sept couleurs sans prédominance d'aucune. La blancheur de la lumière électrique est due à la prédominance des rayons verts et violets ; aussi a-t-elle une action chimique et phosphorogénique bien supérieure à celle de la lumière solaire.

Dans quels cas travaille-t-on dans de mauvaises conditions d'accommodation ?

Toutes les fois qu'on est obligé de faire des efforts intenses avec les yeux, pour distinguer nettement un objet.

Lorsqu'un myope (ayant la vue courte) cherche à voir nettement un objet à une certaine distance — il fait des efforts d'accommodation.

Lorsqu'un hypermétrope veut distinguer un objet placé près de lui, il fait également des efforts d'accommodation — sa vision n'étant distincte qu'à grande distance.

Ces efforts continus et excessifs fatiguent les yeux, affaiblissent la vision.

On se place dans de mauvaises conditions d'accommodation, dans les cas suivants :

— Lecture au crépuscule — (sans allumer la lampe —) ou dans un mauvais éclairage.

— Travaux manuels à des objets trop fins, trop minuscules (broderies trop fines).

— Lecture de livres imprimés en caractères trop fins.

— L'habitude de tenir les livres, ou le travail à aiguille, trop rapprochés des yeux [1].

— La lecture au lit — en position couchée (l'axe visuel se trouve déplacé).

— La lecture en voiture, en chemin de fer (oscillations du livre).

— Les myopes ou hypermétropes travaillant ou lisant sans verres correcteurs.

— Passages brusques de la grande lumière à l'obscurité et *vice-versâ*.

---

[1] Il faut les tenir à la distance de 25 à 30 centimètres au moins.

Toutes ces habitudes doivent être sévèrement défendues aux jeunes filles — en particulier la lecture au lit qui, outre la fatigue intense des yeux, engendre un affaiblissement du système nerveux pouvant aboutir à des troubles graves.

3° Insuffisance du repos.

Comment obvier à la fatigue de la vision, par l'insuffisance du repos ?

En s'accordant :

1° Le repos, par le sommeil d'une durée suffisante ;

2° Des intervalles de repos, au cours d'un travail assidu ;

3° Des promenades en plein air : campagne, forêt, bords de la mer, — car les horizons larges reposent la vision.

Un sommeil suffisant est donc une nécessité pour conserver la force de la vision, comme celle de tout le corps ?

Parfaitement.

Pendant le sommeil le corps et tous ses organes reposent le mieux, puisent des forces nouvelles, pour redevenir actifs.

L'alternance de l'activité et du repos est la grande loi qui dirige tout dans la nature : le *perpetuum mobile* n'existe pas dans l'univers, ni dans les êtres vivants ; même le mouvement incessant du cœur n'est qu'une alternance rapide de travail et de repos.

Toute machine qui travaille a besoin d'être mise au repos à certains intervalles, pour permettre de nettoyer, réparer et graisser ses rouages.

L'homme qui se repose — c'est l'homme qui se nettoie, se répare et reprend des forces.

Pour être réparateur et reposant pour la vision, le sommeil doit être :

1° D'une périodicité réglée : coucher et lever à la même heure ;

2° Il doit correspondre aux heures de la nuit — donc pas de veillées prolongées, à la lumière artificielle ;

3° Il doit avoir lieu dans une chambre obscure ou au moins à l'abri de la lumière. — dont la présence fatigue les yeux même à travers les paupières baissées.

Comment réagir contre l'inconvénient d'un travail trop prolongé ?

1° Varier l'éloignement et la grandeur des objets sur lesquels les regards doivent se porter ;

2° Varier la position du corps ;

3° Marcher lorsqu'on a été longtemps assis ; la marche, en régularisant la circulation générale, évite la congestion de l'œil.

Quels sont les soins que demandent les yeux, chez les personnes bien portantes ?

Chez les personnes bien portantes et ayant de bons yeux, tout se réduit à des soins de propreté.

1° Propreté des linges et des objets qui touchent les yeux ;

2° Propreté des doigts susceptibles d'être portés au contact des paupières ;

3° Lavage des yeux à grande eau très chaude, appliquée à plusieurs reprises et pendant quelques minutes sur les paupières fermées — toutes les fois que les yeux sont fatigués par un travail prolongé, veille, exposition au vent, etc.

N'y a-t-il point de soins spéciaux à prendre selon l'âge de la femme ?

Non, seulement certains soins de protection des yeux et de la vision ont plus d'importance à tel âge qu'à tel autre.

— Chez l'*enfant*, il s'agit de veiller :

Aux lavages quotidiens des yeux à l'eau chaude boriquée ;

A l'obscurité dans la chambre, pendant qu'elle dort ;

A la protection des yeux avec des voilettes, contre le froid, le vent, l'excès de lumière ;

Aux rhumes de cerveau, qui favorisent les inflammations des yeux et des paupières.

— Chez l'*écolière* :

Défense de toucher les yeux avec les mains ;

Surveiller sa lecture : livres à grands caractères, les tenir assez éloignés ;

Réagir contre la myopie, dès son apparition, par des verres correcteurs ;

Défendre l'imitation des gens qui louchent ;

Éclairage convenable pendant les heures de classe et de travail ;

Fortifier les fillettes lymphatiques, prédisposées aux inflammations des yeux.

— Chez la *jeune fille* :

Défendre les veilles prolongées ;

Ne pas tolérer, sans nécessité, les travaux trop fins à aiguille ;

Ne permettre que des cahiers de musique et des livres imprimés en grands caractères.

— Enfin, à l'approche de l'*âge mûr et de la vieillesse* :

Mener une vie régulière, sans fatigue, avec régime sobre, un peu d'exercice ;

Veiller à la régularité des garde-robes — éviter la constipation, les efforts qui accompagnent cette dernière pouvant amener des congestions oculaires.

B. Nez. — C. Oreilles

En quoi se résument les soins habituels des organes de l'odorat et de l'ouïe ?

En soins de propreté surtout.

1° Propreté des narines, des conques des oreilles — réalisée en même temps que la propreté du visage ;

2° Ne pas toucher les narines, ni l'intérieur du nez avec les doigts — les égratignures du nez avec des ongles malpropres pouvant devenir le point de départ d'un érysipèle de la face ;

3° Tous les matins, en faisant sa toilette, faire aussi celle du conduit auditif externe — afin d'éviter l'accumulation du cérumen.

A propos du nez voudriez-vous dire comment éviter la trop grande fréquence de rhumes du cerveau ?

La fréquence des rhumes du cerveau est un signe de faiblesse. Ce sont les personnes faibles, qui s'enrhument à propos du moindre froid.

Fortifier les constitutions affaiblies, les accoutumer au froid, en faisant faire de l'hydrothérapie, en les habituant à respirer l'air froid.

Comment éviter d'avoir le nez rouge — chose si disgracieuse chez les femmes et les jeunes filles ?

La rougeur du nez, quand elle n'est pas la suite

d'un état maladif, indique que la circulation générale se fait mal.

Les troubles circulatoires peuvent être dus :

— Soit à un mauvais fonctionnement du tube digestif — la constipation ;

— Soit à l'ingestion et à l'abus des excitants — le café chez les femmes (l'alcool chez les hommes) ;

— Soit enfin à la constriction du corps par des vêtements : cols trop hauts et trop étroits, corsets trop serrés.

Donc : — combattre la constipation ;

— supprimer le café et les excitants ;

— élargir les cols et les corsets.

Enfin — régulariser la circulation générale à l'aide de l'exercice et de l'hydrothérapie — tels sont les moyens pour éviter et pour faire disparaître cette rougeur disgracieuse.

A propos des oreilles — condamnez-vous le port des boucles d'oreilles ?

Comme pour tous les bijoux, le port des boucles d'oreilles est une affaire de goût individuel — celui des mères plutôt que des fillettes — qui sont trop jeunes au moment où on leur perce les oreilles.

Ce qu'il faut savoir, c'est que le percement des lobules auriculaires doit être fait très proprement et même avec un peu d'antisepsie, sinon on risque des inflammations et des éruptions locales. Cela veut dire, que c'est au médecin qu'il faut confier cette petite opération.

Celui-ci se servira d'une aiguille de Pravaz flambée, et appliquera contre le lobule de l'oreille, pour le soutenir, une rondelle de moelle de sureau trempée dans l'eau phéniquée.

Par le canal de l'aiguille, on passe un fil d'argent stérilisé, qu'on laisse en place, pour permettre la cicatrisation et la permanence du canal créé.

L'habitude courante, de percer les oreilles avant la puberté, est mauvaise. — Avec les boucles d'oreilles la propreté est difficile à entretenir, surtout chez les fillettes lymphatiques sujettes à des éruptions — gourme, eczéma, etc., qui se localisent alors volontiers aux lobules des oreilles.

Quand aux boucles — éviter de les porter trop grandes et trop lourdes ; elles allongeraient trop le lobule ou pourraient même le fendre et le déchirer en deux.

TABLES DES MATIÈRES

I. — TABLE ANALYTIQUE

PREMIÈRE PARTIE

ALIMENTATION

CHAPITRE I

CONDITIONS D'UNE BONNE ALIMENTATION

CHAPITRE II

QUALITÉ DES ALIMENTS

CHAPITRE III

ALIMENTS EN GÉNÉRAL

CHAPITRE IV

ALIMENTS EN PARTICULIER

CHAPITRE V

ALIMENTS EN PARTICULIER (*suite*).

CHAPITRE VI

CHOIX DU RÉGIME

DEUXIÈME PARTIE

VÊTEMENTS

CHAPITRE VII

VÊTEMENTS DE DESSOUS

CHAPITRE VIII

VÊTEMENTS DE DESSUS

CHAPITRE IX

VÊTEMENTS ACCESSOIRES

TROISIÈME PARTIE

SOINS CORPORELS

CHAPITRE X

AIR, EAU, LUMIÈRE

CHAPITRE XI

EXERCICE

CHAPITRE XII

HYGIÈNE DES ORGANES DES SENS

II. — TABLE ALPHABÉTIQUE

A

B

ÉVREUX, IMPRIMERIE DE CHARLES HÉRISSEY